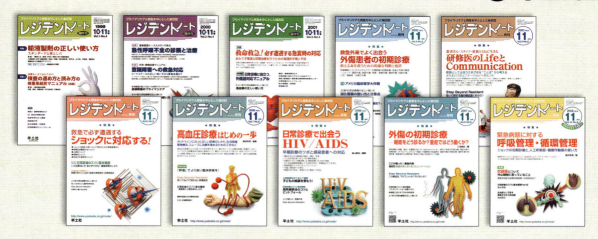

おかげさまで20年

レジデントノートは2018年度で
『創刊20年目』となりました．
これからも読者の皆さまに寄りそい，
「読んでてよかった！」と思っていただける内容を
お届けできるよう努めてまいります．
どうぞご期待ください！

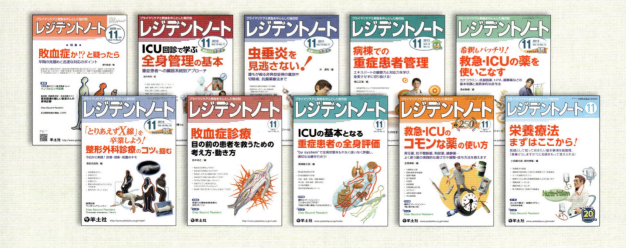

皆さまの声をお聞かせください

レジデントノートは臨床現場で日々奮闘されている読者の皆さまの声を何よりも大切にしています．小誌のご感想や取り上げてほしい内容などがありましたら，下記のメールアドレスへぜひお知らせください．お待ちしております． rnote@yodosha.co.jp

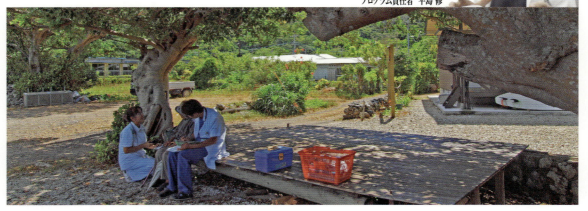

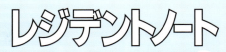

特集
栄養療法 まずはここから！
医師として知っておきたい基本事項を総整理、
「食事どうしますか？」に自信をもって答えられる！

編集／小坂鎮太郎（地域医療振興協会 練馬光が丘病院 救急・集中治療科，総合診療科）
　　　若林秀隆（横浜市立大学附属市民総合医療センター リハビリテーション科）

■ 特集にあたって
　なぜ今，栄養療法か？ ………………………………………… 小坂鎮太郎，若林秀隆　1994

■ 栄養療法の総論：適応と5つの原則に基づく考え方を身につける
　　　　　　　　　　　　　　　　　　　　　　　　　　　　　　小坂鎮太郎，若林秀隆　1998

■ 高齢者の低栄養と入院中に多職種で行う栄養療法
　その役割を再確認する ……………………………………………………… 吉村芳弘　2008

■ データ栄養学のススメ
　食事・栄養のエビデンスとその解釈 ……………………………………… 佐々木 敏　2017

■ 食事の工夫と経口栄養補助食品（ONS）の上手な使い分け
　　　　　　　　　　　　　　　　　　　　　　　　　　　　　　　　　西岡心大　2027

■ 経腸栄養（EN）コトはじめ
　適応と工夫を知って楽しもう ……………………………………………… 宮澤 靖　2037

■ 静脈栄養（PN：TPN，PPN）コトはじめ
　その適応と有効な活用方法 ……………………………………… 伊藤次郎，東別府直紀　2049

■ 嚥下障害をもつ患者の栄養療法 ………………………………………… 前田圭介　2063

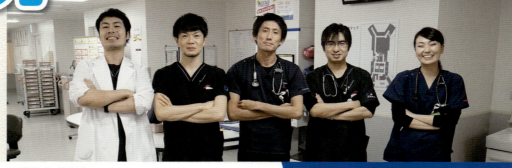

レジデントノート contents
2018 Vol.20-No.12 11

連 載

- **実践！画像診断 Q&A**—このサインを見落とすな
  - ▶ 嘔気，嘔吐および腹痛で受診した10歳代男性 ……………………… 井上明星 1981
  - ▶ 無症状，健診胸部異常影で受診した30歳代男性 ……………… 笠井昭吾，徳田　均 1983

- **臨床検査専門医がコッソリ教える…検査のTips！**
  - ▶ 第20回　がん遺伝子パネル検査における注意点とは？ ……………… 橋詰令太郎 2076

- **みんなで解決！病棟のギモン**
  - ▶ 第32回　抗核抗体が陽性だった！ ……………………………………… 太田裕一朗 2078

- **よく使う日常治療薬の正しい使い方**
  - ▶ 心不全治療薬の正しい使い方
    臨床シナリオに沿って心不全に対する薬をどう使うか ……………… 猪又孝元 2087

- **循環器セミナー 実況中継** The Reality of Drug Prescription
  - ▶ 第10回　循環器関連薬剤⑩　抗凝固薬：後編 コミュニケーション重視の時代へ
    ………………………………… 水野　篤，西原崇創，田中寿一，永井利幸，山根崇史，香坂　俊 2091

- **呼吸器疾患へのアプローチ** 臨床力×画像診断力が身につく！
  - ▶ 第5回　肺に空洞性病変を見たら症例の背景因子を考慮しよう！ ………… 藤田次郎 2098

- **こんなにも面白い医学の世界** からだのトリビア教えます
  - ▶ 第50回　ぎんなんを食べ過ぎると？ …………………………………… 中尾篤典 2109

- **攻める面談，守る面談**
  - ▶ 第6回　感情に配慮せよ！〜私たちはわかりあえない（前編） ……… 岡村知直 2110

- **Step Beyond Resident**
  - ▶ 第180回　忘れないでトラネキサム酸 Part1
    〜トラネキサム酸って本当に効くの？〜 ………………………………… 林　寛之 2115

- **ドクターSの診療ファイル Part2** SDHから探る，患者に隠れた健康問題とは？
  - ▶ 第2回　SDHから頭痛の原因を探る 〜救急外来編〜 ……… 河野　圭，藤原武男 2126

- エッセイ **対岸の火事、他山の石**
  - ▶ 第206回　外国人患者さんに対する診察のコツ 〜実践編〜 ………… 中島　伸 2133

- **総合診療はおもしろい！** 〜若手医師・学生による活動レポート
  - ▶ 第62回　日本の家庭医がタンザニアに行ったら ……………………… 弓野　綾 2137

- **編集部レポート**
  - ▶ 平成30年度 全国栄養士大会 …………………………………………………… 2139

バックナンバー/2140　増刊号/2142　次号予告/2143　奥付/2144　広告インデックス/後付　表紙立体イラストレーション/野崎一人

都民1,370万人の生(いのち)と健康を衛(まも)る
東京都公衆衛生医師募集！
東京都・特別区・八王子市・町田市 保健所医師

～公衆衛生のフィールドにチャレンジしませんか？～

公衆衛生医師は、社会全体の健康について考える行政職の医師です。

住民に身近な生活習慣病・母子保健などの健康づくり対策や、感染症発生時の健康危機管理対策等について、医師としての専門知識や技術をもとに評価や判断を行うとともに、様々な分野の事業の企画・立案・実行・進行管理など、行政職としての役割も担います。

公衆衛生行政を通じて社会のために貢献したいという熱意にあふれる皆さんをお待ちしています。

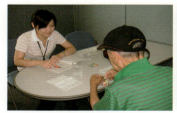
結核患者へのDOTS風景

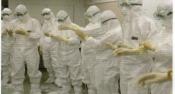
防護服着脱訓練風景

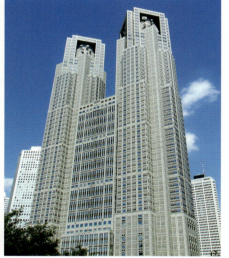

経験は問いません。また、入職前に公衆衛生を専門的に学んでいなくても、研修や先輩医師のサポートがありますので、初めての方でも安心して働くことができます。

- 【勤務場所】 東京都・特別区・八王子市・町田市の保健所及び本庁
- 【業務内容】 感染症対策・精神保健・健康相談・母子保健・難病対策等
- 【勤務条件等】 1日7時間45分勤務、土日・祝日及び年末年始は休み（ただし、緊急時は超勤・休日出勤あり）年次有給休暇、夏季休暇、育児休業など福利厚生や研修も充実しています。

「業務説明会＆保健所見学会」を開催します！

☆公衆衛生医師として様々なキャリアを持つ医師が、業務経験や職の魅力をご説明します。参加を希望される方は下記までご連絡ください。

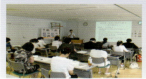
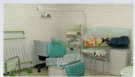
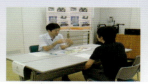

11/18(日)
13時半～17時
in 千代田保健所
要予約

東京都福祉保健局保健政策部保健政策課公衆衛生医師担当
電話：03-5320-4335（直通）　Eメール：S0000282@section.metro.tokyo.jp
採用情報ホームページ：「公衆衛生医師募集　東京都」で検索！

実践！画像診断 Q&A - このサインを見落とすな

Case 1 [救急画像編]

嘔気，嘔吐および腹痛で受診した10歳代男性

（出題・解説）井上明星

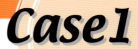

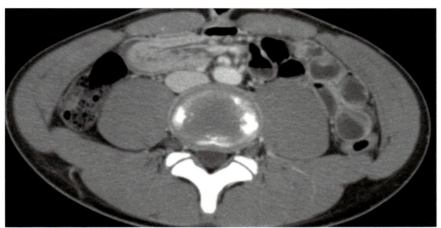

図1　腹部造影CT軸断像
（平衡相）

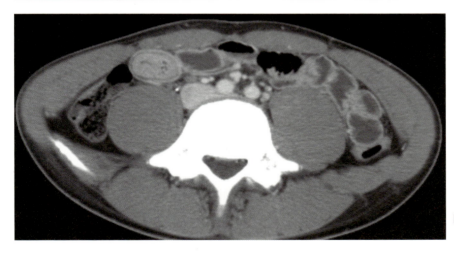

図2　腹部造影CT軸断像
（平衡相：図1より尾側）

病歴

症例：10歳代男性．
現病歴：嘔気，嘔吐および腹痛を主訴に近医を受診した．抗菌薬を処方されたが，炎症反応が高値で症状が改善せず，同日の夕方に当院を受診した．
身体所見：体温39.0℃．疼痛のため膝をかがめている．腹部全体に圧痛，右下腹部に反跳痛を認める．
血液検査：Ht 45.6 %，Hb 16.6 g/dL，RBC 5.50 × 10^6/μL，WBC 14,000/μL，PLT 1.74 × 10^5/μL，CRP 2.90 mg/dL．

問題

Q1：腹部造影CT（図1，2）の異常所見は何か？
Q2：診断名は何か？

Akitoshi Inoue（東近江総合医療センター 放射線科）　　　web上にて本症例の全スライスが閲覧可能です．

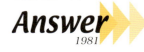

腸重積（小腸小腸型）

ある1年目の研修医の診断
小腸に腸重積像を認めますので，消化器外科に緊急手術を依頼します．

解答
A1：腸管内に嵌入する腸管腸間膜を認める（図1○，図2○）．
A2：腸重積（小腸小腸型）
その後の経過：緊急手術が行われ，小腸全体が検索されたが，腸重積を認めなかった．腸重積の原因となりうるMeckel憩室や腫瘍などは認めなかったが，腸間膜に腫大リンパ節を触知した．

解説

腸重積とは口側の腸管が肛門側の腸管に嵌入する病態である．稀に肛門側の腸管が口側の腸管に逆行性に嵌入することもある．腸重積が生じると，腸管内腔が狭小化するため通過障害が生じる．また腸間膜内の血管が圧迫され，血流障害から腸管壊死に進展することもある．腸間膜とともに入り込んだ腸管をintussusceptum，受け手側の腸管をintussuscipiensという．主な症状は，血流障害による腹痛，血便，腸閉塞による嘔吐である．腸重積は部位により，小腸小腸型（enteroenteric type），回腸結腸型（ileocolic type），回腸盲腸型（ileocecal type），結腸結腸型（colocolic type）に分類される．

腸重積の5%は成人，95%は小児に発症する．小児例の多くは1歳以下の乳幼児に回腸結腸型の腸重積として発症する．成人の腸重積では先進部となる器質的疾患を伴う頻度が高い．具体的にはMeckel憩室，重複腸管などの先天性疾患，良性腫瘍，悪性腫瘍，異所性膵組織，虫垂炎，腸炎，吻合部，異物，イレウス管などが先進部となりうる[1]．本症例では何らかの腸炎に伴う腸管壁肥厚と腫大した腸間膜リンパ節が腸重積の発症に関与していたと考えられる．なお，IgA血管炎の小腸病変に伴う腸重積が知られているが，臨床経過から本症例では否定的であった．

画像診断では観察する断面により所見が異なる（図3）．短軸方向では腸管が同心円状に描出されるtarget sign（図3A），嵌入した腸管と辺縁の腸間膜組織が描出されるcrescent in doughnut sign（図3B），長軸方向では腸管と腸間膜が平行に認められるpseudo-kidney signやsausage patternが認められる（図3C）．読影に際しては口側腸管の拡張（腸閉塞）や重積腸管の造影効果（腸管虚血）および重積部の腫瘍性病変（先進部）の有無を評価する．

蠕動運動に伴い生理的な小腸重積を生じることも知られている．画像検査で偶然に生理的な小腸重積が発見されることもあり，対応に苦慮することがある．過去の報告では，口側腸管の拡張を伴わない無症状の空腸重積はself-limitingであり[2]，無症状，重積腸管が3.5 cm以下，腸閉塞がない，先進部がない小腸重積では，小腸造影やCT enterographyなどで先進部となる病変を検索することが推奨されている[3]．本症例では開腹時には腸重積が自然整復されており，結果的に手術は不必要であったかもしれない．ただし，術前には腸管虚血によると考えられる強い腹痛を認めており，経過観察中に腸管虚血へ進行した可能性も考えられ，判断に苦慮する症例であったといえよう．

【おまけ】
webに掲載されている画像にはもう1カ所腸重積があります．探してみてください．

文献

1) Kim YH, et al：Adult intestinal intussusception：CT appearances and identification of a causative lead point. Radiographics, 26：733-744, 2006
2) Catalano O：Transient small bowel intussusception：CT findings in adults. Br J Radiol, 70：805-808, 1997
3) Jain P & Heap SW：Intussusception of the small bowel discovered incidentally by computed tomography. Australas Radiol, 50：171-174, 2006

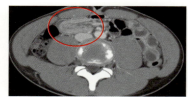

図1 腹部造影CT軸断像（平衡相）
腸管内腔に腸管壁および血管や小さなリンパ節を含む腸間膜が存在する（○）．

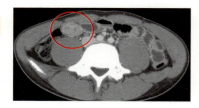

図2 腹部造影CT軸断像
（平衡相：図1より尾側）
腸管内腔に虚脱した腸管を認める（target sign, ○）．先進部となる腫瘍は指摘できない．

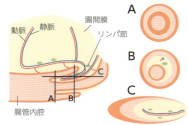

図3 断面ごとの腸重積の画像所見

本コーナーのオンライン版では画像を拡大してご覧いただけます：www.yodosha.co.jp/rnote/gazou_qa/index.html

Case2 [胸部編]

無症状，健診胸部異常影で受診した30歳代男性

（出題・解説）笠井昭吾, 徳田 均

WEBで読める！

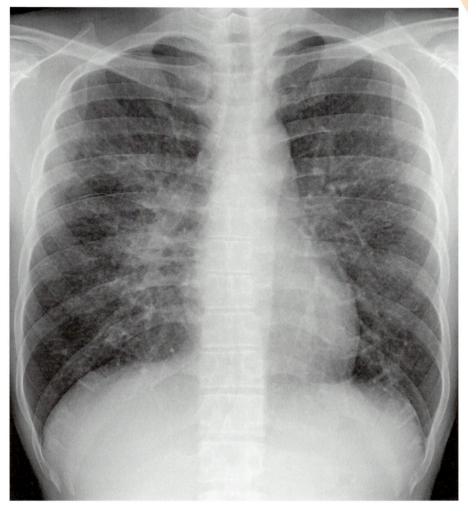

図1　来院時胸部単純X線写真

病歴

症例：30歳代男性．既往歴：特になし．喫煙歴：なし．飲酒歴：なし．
現病歴：健診の胸部単純X線写真で，両肺に異常陰影を指摘され当科紹介となった．自覚症状は特になし．
身体所見：体温36.5℃，胸部聴診上呼吸音異常なし，心雑音なし．その他身体所見に異常なし．SpO2 98％（room air）．
血液検査：白血球6,990/μL，生化学検査異常なし．CRP 0.1 mg/dL，血沈5 mm/時．
CEA 1.3 ng/mL，KL-6 376 U/mL，ACE 25.8 IU/L，可溶性IL-2R 1,649 U/mL．

問題

Q1：胸部単純X線写真（図1）の所見は？
Q2：鑑別として何を考え，どのような検査を行うか？

Shogo Kasai[1], Hitoshi Tokuda[2]
（1 東京山手メディカルセンター 総合内科/地域診療・救急部門，2 東京山手メディカルセンター 呼吸器内科）

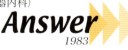

ある1年目の研修医の診断

両側肺門側優位に結節影や斑状影を認めます．無症状で，血液検査より炎症所見はなく，若年者であることから，サルコイドーシスを考え，胸部CTや気管支鏡検査を行います．

解答 サルコイドーシス

A1：両側肺門側優位に粒状影や結節影が多発している．

A2：サルコイドーシスを疑い，胸部CT，眼科受診，心電図検査，気管支鏡検査を行う．

解説

本症例はサルコイドーシスの肺野病変の典型例である．多発結節影～斑状影を呈する疾患の鑑別として，転移性肺腫瘍，粟粒結核，癌性リンパ管症などがあげられるが，若年者であること，広範な陰影のわりに自覚症状がなく，炎症所見や酸素化障害がないことから，サルコイドーシスを第一に考える．

サルコイドーシスは，多臓器を侵す肉芽腫性疾患である．永らく原因不明とされてきたが，近年わが国の江石らにより，ヒトの常在菌 *Propionibacterium acnes* に対する宿主の異常免疫応答であることが明らかにされた[1]．発症年齢は男女とも20～30歳代にピークがあるが，女性では50～60歳代にもピークがある．好発部位は縦隔・肺門リンパ節，肺であり，次いで眼，皮膚などがある．呼吸器病変は症状に乏しく健診で発見されることが多い．一方，眼病変は霧視・羞明などの症状で発見される場合が多い．画像所見では，胸部単純X線写真での両側肺門リンパ節腫脹（bilateral hilar lymphadenopathy：BHL）が特徴的で，肺野所見では，上中肺野優位の分布を示す微細粒状影・すりガラス影・斑状影，気管支血管束の肥厚やこれに沿うような不規則陰影など多彩な像を呈しうる．

診断は，経気管支肺生検（transbronchial lung biopsy：TBLB）での乾酪壊死を伴わない類上皮細胞肉芽腫の証明，気管支肺胞洗浄（bronchoalveolar lavage：BAL）でのリンパ球増多とCD4/8比上昇，ぶどう膜炎など眼病変の存在によってなされる．半数以上の症例が自然寛解するが，眼病変や心病変を有する場合はステロイド投与などの治療が必要となる．

本症例の胸部単純X線写真（図1）では，両側肺門側優位に粒状影や結節影が多発している．胸部CT（図2）では，気管支血管束の肥厚が目立つほか，両肺に微細な粒状影を認める．その粒状影は葉間胸膜や静脈上にも存在し，リンパ路分布（lymphatics distribution）を呈しており，サルコイドーシスや癌性リンパ管症などリンパ増殖性疾患を考えるべき所見である．TBLBにて乾酪壊死を伴わない類上皮細胞肉芽腫を認め，BALでは細胞数 4.0×10^5/mL（リンパ球25％，CD4/8比5.68）とリンパ球増多，CD4/8比上昇を認めた．さらに眼科診察にてぶどう膜炎も認めたため，サルコイドーシスと診断確定した．心電図検査では心病変を疑うような伝導障害や不整脈を認めず，無治療経過観察の方針とした．血液検査ではACE高値に加え，可溶性IL-2Rも高値であった．サルコイドーシスではACE高値と並んで可溶性IL-2R高値も特徴的な検査所見の1つとされている．

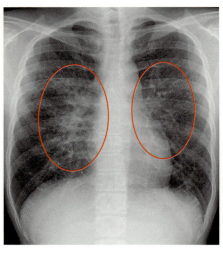

図1 胸部単純X線写真
両側肺門側優位に粒状影や結節影が多発している．

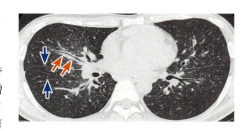

図2 胸部CT
気管支血管束の肥厚（→）が目立つ．両肺に微細な粒状影を認め，その粒状影は葉間胸膜や静脈上にも存在する（→）．

文献

1) 江石義信：アレルギー性内因性感染症としてのサルコイドーシスの病因論．呼吸器内科，24：261-270, 2013

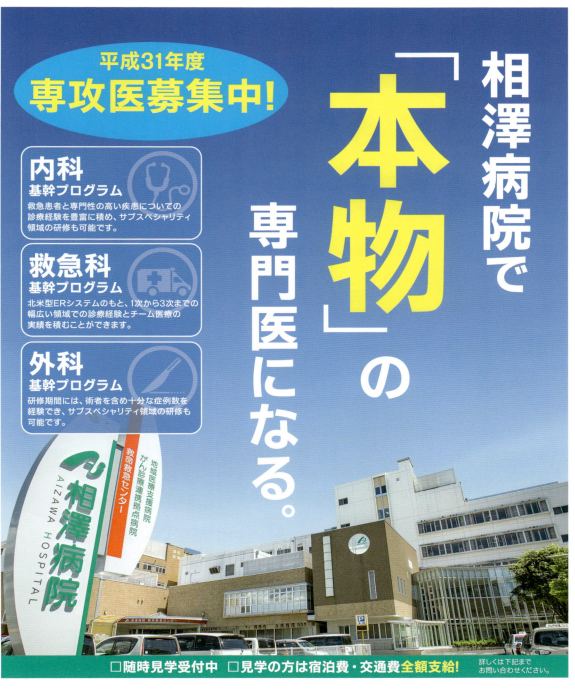

信頼されて20年

レジデントノートは
これからも研修医に寄りそいます！

レジデントノートの年間定期購読

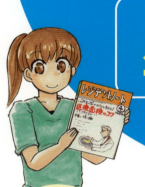

定期購読者の声

- 発行後すぐお手元に
- 送料無料※1
- 年間を通じて満遍なく勉強できる！
- 定期的な勉強のきっかけになった！
- 継続して広範囲の内容を学べる！

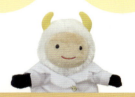

継続的に幅広い知識を身につけ、研修を充実させよう！！

4つのプランで随時受付中！

冊子のみ
- 通常号（月刊12冊） 本体 **24,000**円+税
- 通常号（月刊12冊）＋増刊（6冊） 本体 **52,200**円+税

WEB版※2,3（通常号のみ）購読プラン
- 通常号（月刊12冊）＋ WEB版 本体 **27,600**円+税
- 通常号（月刊12冊）＋増刊（6冊）＋ WEB版 本体 **55,800**円+税

※1 海外からのご購読は送料実費となります
※2 WEB版の閲覧期間は、冊子発行から2年間となります
※3「レジデントノート定期購読WEB版」は原則としてご契約いただいた羊土社会員の個人の方のみご利用いただけます

（雑誌価格は改定される場合があります）

発 **羊土社**

大好評 定期購読者限定プラン！
レジデントノート **WEB版**

レジデントノート通常号（月刊）がWEBブラウザでもご覧いただけます

- 購入号の全文検索ができる！
- 片手で簡単に使える操作系！
- ページ拡大ツールで細かい図もよくわかる！

新刊・近刊のご案内

月刊 "実践ですぐに使える"と大好評！

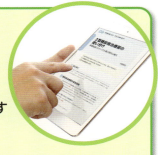

12月号（Vol.20-No.13）
救急で慌てない！ 出血の診かた（仮題）
編集／安藤裕貴

1月号（Vol.20-No.15）
せん妄に対応できる（仮題）
編集／井上真一郎

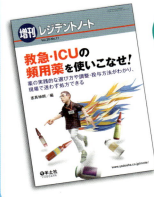

増刊 1つのテーマをより広く，より深く，もちろんわかりやすく！

Vol.20-No.11（2018年10月発行）
救急・ICUの頻用薬を使いこなせ！
薬の実践的な選び方や調整・投与方法がわかり，現場で迷わず処方できる
→p.1991もご覧ください！
編集／志馬伸朗

Vol.20-No.14（2018年12月発行）
研修医に求められる消化器診療のエッセンス
病棟，救急外来で必要な対応力と領域別知識が身につく！
編集／矢島知治

以下続刊…

随時受付！右記からお申込みいただけます

- お近くの書店で ▶ レジデントノート取扱書店（小社ホームページをご覧ください）
- ホームページから ▶ www.yodosha.co.jp/
- 小社へ直接お申込み ▶ TEL 03-5282-1211（営業）　　FAX 03-5282-1212

栄養療法をもっと知りたい方におすすめ！

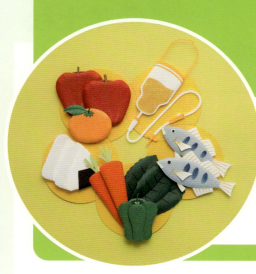

すべての診療科で役立つ
栄養学と食事・栄養療法

編集／曽根博仁

- 定価（本体 3,800円＋税）　■ B5判
- 約240頁　■ ISBN 978-4-7581-0898-0

近刊　今冬発行予定

場当たり的な栄養療法，卒業しませんか？
すべての医師が知っておくべき基礎知識を完全網羅！

- 栄養素の基本から食品学，各疾患の栄養療法まで解説
- 「なんとなく」を卒業したい，系統的に栄養療法を学びたい方におすすめ！

本書の構成

第1章　栄養素の消化・吸収と代謝
エネルギー産生栄養素／ビタミン／ミネラル

第2章　栄養療法の実践
栄養スクリーニング，栄養アセスメント／必要栄養素量の計算／投与経路と食品・栄養剤の選択／栄養療法の実施

第3章　栄養指導の実際
栄養（食事）指導と食習慣／栄養指導に役立つツール／運動と栄養

第4章　栄養療法に役立つ食品学
食品の三次機能と機能性食品／食品と薬物の相互作用／食品と遺伝子の相互作用

第5章　ライフステージと栄養
妊娠・授乳期／乳幼児期／成長期／高齢期／性差と栄養

第6章　各疾患の栄養療法
糖尿病／腎疾患／肝疾患／呼吸器疾患／悪性腫瘍／骨粗鬆症，サルコペニア／周術期／褥瘡 など

発行 羊土社

第1章 栄養素の消化・吸収と代謝

1 エネルギー産生栄養素（三大栄養素）

- エネルギー産生栄養素（炭水化物・脂質・タンパク質）の，それぞれの特徴と役割の違いについて理解する
- エネルギー産生栄養素の生体内動態（消化・吸収・代謝）について理解する
- 食物繊維の種類と役割について理解する

栄養素の基本から食品学，栄養療法の実践まで解説

1 栄養素とその分類

ヒトの身体は生命維持を含めたあらゆる生体活動にエネルギーを使っている．そのためわれわれは，エネルギー源が枯渇しないように，間欠的に食物を摂取し続ける必要がある．食物を摂取することによってわれわれは**栄養素**（nutrient）を補給する．栄養素とは，生体内で必要量を合成することができないために外から補給しなければならない物質（水は含めない）をいう．補給した栄養素を用いて，生体はエネルギーを得，また生体成分（身体の構成成分など）を生成・維持している．

栄養素は，①炭水化物（carbohydrate），②脂質（fat），③タンパク質（protein），④ビタミン（vitamin），⑤ミネラル（mineral）の5つに大別され

豊富な図表で視覚的にわかる

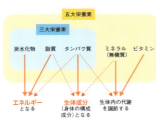

図1 五大栄養素と三大栄養素（エネルギー産生栄養素）のはたらき
→：主なはたらき
⇢：二次的なはたらき

すべての診療科で役立つ 栄養学と食事・栄養療法

フルカラーの紙面にコンパクトな解説

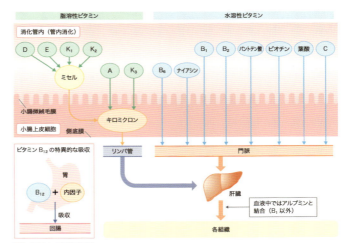

図1 ビタミンの吸収と輸送

核内受容体であるビタミンA受容体と結合してさまざまな遺伝子の転写調節を行う．また網膜細胞に存在するロドプシンとよばれる感光色素タンパクの構成成分でもある．

2）ビタミンD

ビタミンDは**プロビタミン**[※2]として摂取された後，生体で活性化され生理作用を示す．ビタミンDはD_2（エルゴカルシフェロール）とD_3（コレカルシフェロール）に大別される[※3]．プロビタミンである植物由来のエルゴステロールと動物由来のデヒドロコレステロールが，紫外線によってそれぞれビタミンD_2とビタミンD_3となり，さらに肝臓，腎臓で水酸化を受け活性型ビタミンDとなる．主に血中カルシウム濃度の調節を行う．

3）ビタミンE

ビタミンEにはα，β，γ，δトコフェロールおよ

び α，β，γ，δトコトリエノールがある．生体での主要なビタミンEはαトコフェロールである．細胞膜に多く存在し，強い抗酸化力をもち，生体内の過酸化脂質の生成を防いでいる．

4）ビタミンK

天然にはビタミンK_1（フィロキノン）とビタミンK_2（メナキノン）がある．血液凝固に関与する第VII，IX，X凝固因子やプロトロンビンの合成に必要な酵素反応の補酵素として作用する．また骨形成促進作用も有する．

C. 水溶性ビタミン

水溶性ビタミンにはビタミンB群とビタミンCがある．多くは能動輸送あるいは担体を介して小腸粘膜より吸収され，門脈血中へ移行する（図1）．ビタミンB_{12}は胃の壁細胞より分泌される内因子と結合し，回腸

※2 プロビタミンとは生体内でビタミンに変換されうる物質の総称である．
※3 ビタミンDはD_2からD_7まであるが，D_4〜D_7は食品にはほとんど含まれず活性も低い．

※紙面・章立ては現在制作中のものであり，今後変更になる可能性がございます．

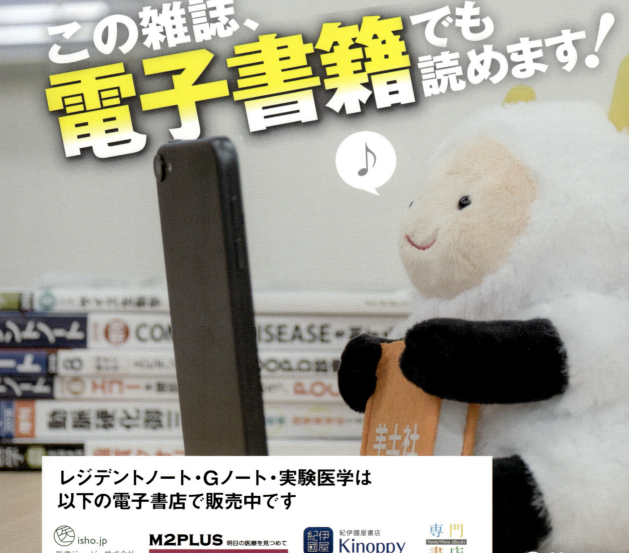

増刊 レジデントノート
1つのテーマをより広くより深く
□ 年6冊発行　□ B5判

レジデントノート Vol.20 No.11　増刊（2018年10月発行）

救急・ICUの頻用薬を使いこなせ！
薬の実践的な選び方や調整・投与方法がわかり、現場で迷わず処方できる

新刊

編集／志馬伸朗

□ 定価（本体4,700円＋税）　□ 195頁　□ ISBN978-4-7581-1615-2

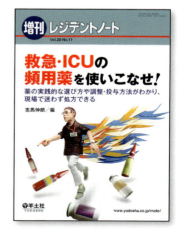

- 素早く・的確に処方するために必要な知識に絞って解説！
- 具体的な希釈・投与の方法や注意事項など、各薬剤の違いを整理して、限られた時間で迷わず処方できる！
- 解説した薬剤の薬価も掲載されているので、コスト感覚も身につく！

本書の内容

第1章　循環
心肺蘇生に使用する薬剤／循環作動薬／抗不整脈

増刊 レジデントノート おかげさまで50巻！

第2章　神経・麻酔・鎮静
鎮痛・鎮静・筋弛緩薬／抗痙攣薬／局所麻酔薬／
抗精神病薬・睡眠薬／中枢神経系に作用する薬剤

第3章　腎／電解質：利尿薬／電解質補正／輸液製剤

第4章　抗血栓薬／拮抗薬・輸血：抗血栓薬・拮抗薬の使い方／輸血

第5章　内分泌：ステロイド／その他の内分泌系の薬剤

第6章　基本的な抗菌薬：ペニシリン系薬剤／セフェム系薬剤／抗MRSA薬

第7章　その他
気管支喘息に用いる薬剤／消化器用薬／経腸栄養剤／
小児における処方／投与量設定の考え方とコツ／救急・ICUでの使用に議論のある薬剤

次号　12月発行予定
研修医に求められる消化器診療のエッセンス
病棟、救急外来で必要な対応力と領域別知識が身につく！

編集／矢島知治

発行　羊土社 YODOSHA　〒101-0052　東京都千代田区神田小川町2-5-1　TEL 03(5282)1211　FAX 03(5282)1212
E-mail：eigyo@yodosha.co.jp
URL：www.yodosha.co.jp/

ご注文は最寄りの書店、または小社営業部まで

医師 兼 研究員 募集

Research Institute Nozaki Tokushukai
野崎徳洲会病院附属研究所

研修制度、専門医制度の変化の中で臨床医が研究に携わる機会が減っています。
しかし医学は加速度的に進歩しています。
私たちは臨床医こそ基礎研究に触れ"Research mind"を持ち続けるべきだと考えています。
そこで徳洲会グループは、野崎徳洲会病院に本格的な研究所を新設しました。
一般的な分子生物学、生化学、細胞生物学、解剖学、病理学実験に加え、様々な動物実験が可能です。
臨床と研究の両立を考える方を歓迎します。

組織概要

所長 伊藤 和幸　副所長 西澤 恭子

- 病理学研究部　部長 西澤 恭子
- 悪性腫瘍新規治療法開発研究部　部長 由井 理洋
- 分子生物学研究部　部長 笹川 覚
- 脳神経血管研究部　部長 西 正吾
- 動物実験施設　施設長 笹川 覚

参考URL　https://nozaki.tokushukai.or.jp/rint/

その 閃き を生かせる舞台が ここにある

診療業務と研究のバランスは規定の範囲内で多様なプランをご提案させていただきますので未経験の方でもどうぞお問合せ下さい。
併せて施設見学もお気軽にお申込みください。

 doctor-west@tokushukai.jp
徳洲会本部医師人事室まで

栄養療法
まずはここから！

医師として知っておきたい基本事項を総整理、
「食事どうしますか？」に自信をもって答えられる！

特集にあたって
なぜ今，栄養療法か？ ………………………………… 1994

栄養療法の総論：
適応と5つの原則に基づく考え方を身につける ……… 1998

高齢者の低栄養と入院中に多職種で行う栄養療法
その役割を再確認する ………………………………… 2008

データ栄養学のススメ
食事・栄養のエビデンスとその解釈 ………………… 2017

食事の工夫と経口栄養補助食品（ONS）の
上手な使い分け ………………………………………… 2027

経腸栄養（EN）コトはじめ
適応と工夫を知って楽しもう ………………………… 2037

静脈栄養（PN：TPN，PPN）コトはじめ
その適応と有効な活用方法 …………………………… 2049

嚥下障害をもつ患者の栄養療法 …………………… 2063

特集　栄養療法　まずはここから！

特集にあたって
なぜ今，栄養療法か？

小坂鎮太郎，若林秀隆

1 栄養療法の重要性

　日本は平均寿命も健康寿命も世界トップクラスであり，医療水準が高い国であると自負できます[1]．一方で，健康寿命と生命寿命の差は10年近くあり，QOLの低下した状態で老年期を過ごす人が多数います[2]．結果として超高齢社会により増加する社会保障給付費や医療費が，変化の乏しい国民所得を逼迫しているのが現状です（図1）[3]．

　この日本社会において，入院および慢性疾患の通院患者には栄養不良が多くみられ，特に高齢者では5人に1人以上が低栄養で，合併症や死亡率などが高くなっています[4]．入院時および通院時に適切な栄養スクリーニングと栄養アセスメントを行い，早期に栄養不良患者に対して適切な栄養療法を行うことで原疾患の治癒促進，感染症の合併症予防といった患者予後を変え，健康寿命を延ばし，医療費を少なくすることが期待できます[5〜7]．

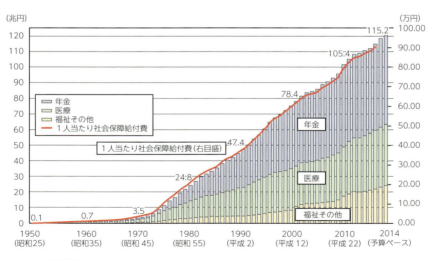

図1　社会保障給付費の推移
資料：国立社会保障・人口問題研究所「平成23年度社会保障費用統計」，2012年度，2013年度，2014年度（予算ベース）は厚生労働省推計．

2 必要なのに教育が足りていない栄養療法の現実

　このように近年，栄養療法のエビデンスは蓄積され，その教育需要が高まっています．一方で，研修医の教育方法や内容については，臨床現場での供給が十分ではない印象を受けます．そこで本特集の依頼を受け，現場での需要と供給の現状，学習内容の要望について，指導医と初期研修医双方の需要を調査し，それに合った学習方法・教材の提供方法を検討しました．

1）方法

　病床を有して診療を行い，初期研修医教育を担っている全国の27病院（14市中病院，13大学病院）の総合診療科/総合内科において，各施設の総合診療科/総合内科のプログラム責任者ないしはそれに準ずる指導医を含む指導医54人，初期研修医（不在時は後期研修医）54人の合計108名にwebベースのアンケート調査を実施しました．設問は5項目で，①卒後年数，②TNTの受講歴，③院内での栄養療法の講義の有無，④初期研修期間中の栄養療法教育の需要，⑤学習需要のある内容の確認を選択と記載方式で行いました．

2）結果と考察

　アンケートの回収率は指導医78％（42/54名），研修医70％（38/54名）でした．また，TNTの受講者は指導医に23名，研修医に2名いました．1名の研修医を除いてすべての医師が，栄養療法教育は現時点/将来的に必要と回答しましたが（図2），初期研修医の受ける研修内容に栄養療法が入っていると回答したのは32.5％（26/80名）でした（図3）．

　学習需要項目として，栄養不良のスクリーニングやアセスメント，投与経路や投与量の計算，経腸栄養，静脈栄養，高齢者の栄養，嚥下障害の評価と栄養介入といった項目が60％以上の医師からあげられましたが，逆に生理学的知識や小児の栄養といった項目は50％未満の需要でした．以上の結果を受けて，本特集では学習機会の多くない環境の医師の需要に合わせ，遭遇頻度の多い実践的な項目に絞り，栄養療法のアウトカムを意識して即実践できることを目標に構成を考えました．

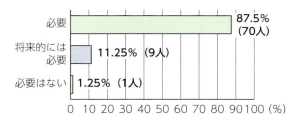

図2 栄養療法教育の必要性：初期研修医の教育に必要か？

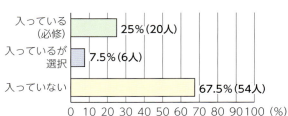

図3 栄養療法の教育状況：初期研修医の教育内容に入っているか？

3 本特集の構成と特徴

　栄養療法の総論では，すべての患者に対して低栄養かどうかのスクリーニングをかけて，低栄養をプロブレムとして診療録に記載し，どのようにアプローチすればいいかの全体像を提示しました〔「栄養療法の総論：適応と5つの原則に基づく考え方を身につける」（pp.1998〜2007）参照〕．この際に，多職種で栄養療法を行うメリット，高齢者や疾患別栄養療法の最近のトレンドを吉村芳弘 先生よりご説明いただきました〔「高齢者の低栄養と入院中に多職種で行う栄養療法」（pp.2008〜2016）参照〕．そして，今現在ある栄養療法についてのエビデンスについてどのように解釈し，活用すればいいのか元祖Evidence Based Nutrition Therapyの提唱者である佐々木 敏 先生よりご説明いただきました〔「データ栄養学のススメ」（pp.2017〜2025）参照〕．

　実践的な内容としては，食事や経口補助栄養剤（ONS）を活用して，経口摂取によってどのようにQOLを上げるかを西岡心大 先生にご説明いただきました〔「食事の工夫と経口栄養補助食品（ONS）の上手な使い分け」（pp.2027〜2036）参照〕．早期からの経腸栄養を活用して予後を改善する，そしてトラブルシューティングに強くなるために，栄養療法のメッカである近森病院での実践内容を宮澤 靖 先生にご解説いただきました〔「経腸栄養（EN）コトはじめ」（pp.2037〜2048）参照〕．そして静脈栄養の適応と開始の仕方，腸管栄養への移行については重症患者の栄養ガイドラインを作成されている東別府直紀 先生と伊藤次郎 先生にご解説いただきました〔「静脈栄養（PN：TPN，PPN）コトはじめ」（pp.2049〜2062）参照〕．最後に国民全体の問題である嚥下障害をもつ場合の栄養療法についての考え方を，KTバランスチャートを活用した包括的アプローチでご活躍の前田圭介 先生にご説明いただきました〔「嚥下障害をもつ患者の栄養療法」（pp.2063〜2070）参照〕．

　また，それぞれの先生には研修医の皆さんがさらに学習するためのオススメの学習方法をコラムに記載していただきました．いずれの項目も私自身が読みたいと思う，栄養療法の研究もされている最前線でご活躍の方々にご執筆いただきました．心からお礼を申し上げます．

　読者の皆さんにはどこから読んでいただいても構いません．少しでも低栄養や栄養療法のアウトカム／意義を意識して，1人でも多くの患者さんに提供していただければ幸いです．

※本稿で用いる略語表記について
・栄養療法を学ぶにあたり知っておきたい略語についてここに記載しておきます．これを読んだうえで，各原稿を見ていただけると幸いです．
・栄養療法についての学会としては，日本静脈経腸栄養学会（Japanese Society for Parenteral and Enteral Nutrition：JSPEN），米国静脈経腸栄養学会（American Society for Parenteral and. Enteral Nutrition：ASPEN），欧州臨床栄養代謝学会（European Society for Clinical Nutrition and Metabolism：ESPEN）の3学会が有名でそれぞれのガイドラインは有用な学習資料です．
・国内の学習機会としてJSPENがASPENの栄養教育セミナーであるTNT（total nutrition therapy）や，ESPENの生涯学習セミナーLLL（life long learning）を日本語で提供しています．

- 栄養療法は投与経路によって腸管を用いる**経腸栄養**（enteral nutrition：EN）と，点滴から投与する**静脈栄養**（parenteral nutrition：PN）に大別されます．
- 静脈栄養はさらに静脈ラインの種類によって**末梢経腸栄養**（peripheral PN：PPN）と**中心静脈栄養**（total PN：TPN）とに分類されます．
- TPNは**高カロリー輸液**（intravenous hyperalimentation：IVH）と呼ばれましたが，現在はTPNを用いるのが一般的です．
- ENでは通常の食事に**経口補助栄養剤**（oral nutrition supplementation：ONS）を追加するような**ランダム化比較試験**（randomized controlled trial：RCT）が増えています．
- 現場での栄養療法提供は**栄養サポートチーム**（nutritional support team：NST）に相談することで，「栄養サポートチーム加算　200点（週1回）」を得ることが可能です．

文献

1）「Mortality Amenable to Health Care in 31 OECD Countries」（Gay JG, et al），OECD Publishing，2011
2）厚生科学審議会地域保健健康増進栄養部会：健康日本21（第2次）の推進に関する参考資料．2012
　　https://www.mhlw.go.jp/bunya/kenkou/dl/kenkounippon21_02.pdf
3）国立社会保障・人口問題研究所：平成23年度社会保障費用統計．2013
　　http://www.ipss.go.jp/ss-cost/j/fsss-h23/h23.pdf
4）松田 朗，他：高齢者の栄養管理サービスに関する研究：報告書．2001
5）S Beattie, et al：Reducing Readmissions with Nutrition Management. IOWA Public Health Association, 2015
6）Nehme AE：Nutritional support of the hospitalized patient. The team concept. JAMA, 243：1906-1908, 1980
7）Gales BJ & Gales MJ：Nutritional support teams: a review of comparative trials. Ann Pharmacother, 28：227-235, 1994

Profile

小坂鎮太郎（Shintaro Kosaka）

地域医療振興協会 練馬光が丘病院 救急・集中治療科，総合診療科
専門：総合診療，救急・集中治療，リハビリテーション栄養，医療の質・安全
Common diseaseから重症・希少疾患まで，幅広く患者QOLの向上に栄養療法は寄与できると考えています．超高齢化社会の医療を担うわれわれに求められることは，健康寿命を延ばす，つまりはADL/IADLやQOLを上げられる費用対効果のいい医療をエビデンスを含めつくり，世界に輸出することにあると妄想しています．栄養療法に興味をもち，臨床・研究にかかわる人が増えることを望みます．

若林秀隆（Hidetaka Wakabayashi）

横浜市立大学附属市民総合医療センター リハビリテーション科
専門：リハビリテーション栄養，サルコペニア，摂食嚥下障害
2016年に岡田唯男 先生，北西史直 先生に編集協力をいただき，「その患者さん，リハ必要ですよ！！ 病棟で，外来で，今すぐ役立つ！評価・オーダー・運動療法，実践リハビリテーションのコツ」（羊土社）という書籍を出版しました．リハと栄養管理は治療を円滑に進めるための車輪の両軸ですので，リハと栄養管理の両者をしっかり学習してください．

特集 栄養療法 まずはここから！

栄養療法の総論：
適応と5つの原則に基づく考え方を身につける

小坂鎮太郎，若林秀隆

① すべての入院患者にQOLの向上を目的とした低栄養のスクリーニング，アセスメントがルーチンになされることが望ましい
② 低栄養の診断にはGLIM基準を用い，介入後のフォローを定期的に行う
③ 具体的な栄養療法介入を検討するときは5つの原則で考え，NSTと多職種でアプローチする

はじめに

　栄養療法の目的は2つあります．1つ目は入院や手術を要する急性期の患者に十分な栄養管理を行うことで，疾病の回復を支援し，合併症を予防することです．これにより入院期間を短縮させ，医療費の削減が期待できます．2つ目は，サルコペニアを含むさまざまな疾患リスクを抱えた患者に，積極的に早期の栄養スクリーニングおよび栄養療法を行うことで疾患の発症・進行を予防し，QOLを向上させることです．欧米の入院患者管理では，ルーチンとして栄養（Feeding）についてアセスメントを行います[1,2]．高齢化している日本こそ，この2点を意識して，すべての入院患者に低栄養のスクリーニングを行い，診療録のプロブレムに「#.X 低栄養」と記載して，アセスメント・プランの介入をすることが望ましいと考えます（図1）．本稿では，スクリーニングと栄養療法のプランニングの原則についてまとめます．

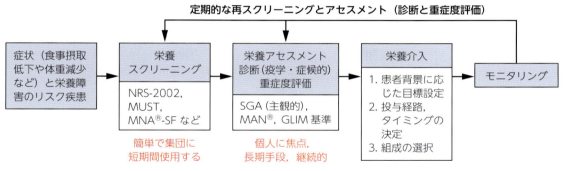

図1 栄養ケアプランアルゴリズム

1 低栄養を覚知する：栄養スクリーニング

　低栄養，すなわち栄養不良（malnutrition）は図2のように大きく3つの病態に分類されます．
① 摂取自体が困難である飢餓状態
② がんや膠原病などの悪液質による慢性炎症状態
③ 感染や外傷などの侵襲による急性炎症状態
の3つです[3]．これらは図1のように診断をして，それぞれに介入します[3〜6]．

　大切なことはこれらの状態に分類される低栄養の患者をスクリーニングして拾い上げ，加療することにあります．スクリーニング方法は多数開発されていますが，大差ないのが実際のところです．そのため所属施設で栄養スクリーニングを主に使用する管理栄養士や看護師の親しみやすいものを選択することを推奨します．ちなみに，「静脈栄養（PN：TPN, PPN）コトはじめ」（pp.2049〜2062）ではNRS-2002を使用します．本稿ではMNA®-SF（図3）を使用してみましょう．スクリーニングで低栄養を疑ったら，アセスメントと診断・重症度評価を行い，その後に介入に移行します．低栄養のアセスメント・診断方法は国際基準であるGLIM基準を用います（表1）[6]．GLIM基準の特徴は，血液検査が不要で低栄養の徴候と原因を1つでも満たせば診断できるようになったことです．

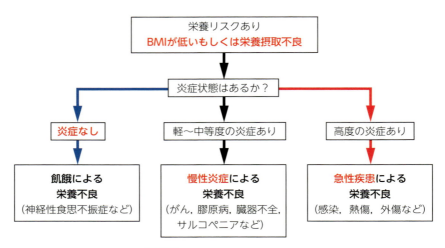

図2 低栄養・栄養不良とは
文献3をもとに作成.

表1 低栄養の新しい診断基準・重症度評価（GLIM基準）

	診断基準	測定方法
徴候	体重減少	半年で5％以上，または半年以上前と比較して10％以上減少
	BMI低値	70歳未満では18.5 kg/m² 未満，70歳以上では20 kg/m² 未満
	低筋量	CC（下腿周囲長）で代用するか，DXA法やBIA法などで測定
原因	食事摂取量低下	必要栄養量の半分以下 or 消化機能低下
	炎症	慢性ないしは急性の炎症

いずれかの徴候（phenotype criteria）1つ＋原因（etiologic criteria）1つを満たす場合を低栄養と診断する.

重症度	体重減少	BMI（kg/m²）	筋肉量減少
Stage 1（中等症）	半年で5〜10％以下，または半年以上で10〜20％の減少	70歳未満では20 kg/m² 未満 70歳以上では22 kg/m² 未満	CC，DXA法，BIA法などで測定して中等度の減少
Stage 2（重症）	半年で10％以上，または半年以上で20％以上の減少	70歳未満では18.5 kg/m² 未満 70歳以上では20 kg/m² 未満	CC，DXA法，BIA法などで測定して高度の減少

Stage2のいずれかの項目を1つでも満たせば重症と判断する.
文献6をもとに作成.

2 栄養療法介入を行う

　　介入の具体的内容を検討する際には5つの原則から考えることを推奨します（図4）．低栄養と診断してからの介入手順について以下にその概要を解説します．

1）対象者の背景を知る

　　まずはじめに，対象患者のもつ背景（問題点）の抽出をします．医学的問題のみでなく，リハビリテーション（リハ）や看護上の問題，個人の嗜好，生活環境など社会的問題のす

簡易栄養状態評価表
Mini Nutritional Assessment-Short Form
MNA®

氏名:

性別:　　　年齢:　　　体重:　　　kg　身長:　　　cm　調査日:

下の□欄に適切な数値を記入し、それらを加算してスクリーニング値を算出する。

スクリーニング

A 過去3ヶ月間で食欲不振、消化器系の問題、そしゃく・嚥下困難などで食事量が減少しましたか?
　0 = 著しい食事量の減少
　1 = 中等度の食事量の減少
　2 = 食事量の減少なし

B 過去3ヶ月間で体重の減少がありましたか?
　0 = 3kg以上の減少
　1 = わからない
　2 = 1〜3kgの減少
　3 = 体重減少なし

C 自力で歩けますか?
　0 = 寝たきりまたは車椅子を常時使用
　1 = ベッドや車椅子を離れられるが、歩いて外出はできない
　2 = 自由に歩いて外出できる

D 過去3ヶ月間で精神的ストレスや急性疾患を経験しましたか?
　0 = はい　　2 = いいえ

E 神経・精神的問題の有無
　0 = 強度認知症またはうつ状態
　1 = 中程度の認知症
　2 = 精神的問題なし

F1 BMI (kg/m^2) : 体重(kg)÷[身長 (m)]^2
　0 = BMIが19未満
　1 = BMIが19以上、21未満
　2 = BMIが21以上、23未満
　3 = BMIが23以上

BMIが測定できない方は、F1の代わりにF2に回答してください。
BMIが測定できる方は、F1のみに回答し、F2には記入しないでください。

F2 ふくらはぎの周囲長(cm) : CC
　0 = 31cm未満
　3 = 31cm以上

スクリーニング値
(最大: 14ポイント)

12-14 ポイント: 　栄養状態良好
8-11 ポイント: 　低栄養のおそれあり (At risk)
0-7 ポイント: 　低栄養

Ref.　Vellas B, Villars H, Abellan G, et al. *Overview of the MNA® - Its History and Challenges.* J Nutr Health Aging 2006;10:456-465.
　　　Rubenstein LZ, Harker JO, Salva A, Guigoz Y, Vellas B. *Screening for Undernutrition in Geriatric Practice: Developing the Short-Form Mini Nutritional Assessment (MNA-SF).* J. Geront 2001;56A: M366-377.
　　　Guigoz Y. *The Mini-Nutritional Assessment (MNA®) Review of the Literature - What does it tell us?* J Nutr Health Aging 2006; 10:466-487.
　　　Kaiser MJ, Bauer JM, Ramsch C, et al. *Validation of the Mini Nutritional Assessment Short-Form (MNA®-SF): A practical tool for identification of nutritional status.* J Nutr Health Aging 2009; 13:782-788.
　　　® Société des Produits Nestlé, S.A., Vevey, Switzerland, Trademark Owners
　　　© Nestlé, 1994, Revision 2009. N67200 12/99 10M
　　　さらに詳しい情報をお知りになりたい方は、www.mna-elderly.com にアクセスしてください。

図3 Mini Nutritional Assessment (MNA®)
A〜FまでをMini Nutritional Assessment Short Form (MNA®-SF) としてスクリーニングに使用する.
文献8より転載.

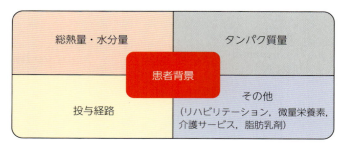

図4 栄養療法5つの原則

原疾患（急性/侵襲・慢性疾患）の治療
・高齢者（加齢） ・集中治療 ・感染症 ・飢餓状態 ・アルコール依存 ・術後 ・肝疾患 ・腎疾患 ・肺疾患 ・心疾患 ・消化管疾患 ・胆膵疾患 ・神経筋疾患 ・重症妊娠悪阻 ・糖尿病 ・嚥下機能障害 ・癌 など

図5 多岐にわたる患者背景
管理には総合力が問われる．

べてを含みます．多職種で問題点の抽出を行い対応することで，栄養療法のみならずすべてのプロブレムに対して質の高い医療が実践できるでしょう．患者背景は原疾患だけでも図5のように多岐にわたりますが，低栄養の原因分類として急性炎症，慢性炎症を意識して分けます．

2) 総熱量・水分量の計算

必要な熱量の算出方法として，古来よりHarris Benedict式が使用されていますが，難解な割に精度は不明確です．近年，必要熱量を高精度に算出する際には自動間接熱量計（indirect calorimetry）を用いた基礎エネルギー消費量（basal energy expenditure：BEE）測定が主流ですが，忙しい臨床現場では日本人のBEEの平均値である約22 kcal/kg（体重）/日を簡易的な基準値として用いて，患者背景に応じた傷害・活動係数をかけることを推奨します[9]．結果として入院患者の目標熱量は30〜35 kcal/kg/日程度となります．使用体重はBMI 18 kg/m^{2}以下であれば補正体重で，それ以外は現体重で計算し，低体重の場合は体重を1 kg/月以上増加させるために500〜1,000 kcal/日程度の栄養量を付加することが推奨されます．水分は，教科書的には体重1 kgあたり30 mL以上が目安とされていますが，脈拍数や口腔内や腋下の乾燥といった身体所見，血清Naの値などを参考にしながら脱水，溢水にならないようバランスを考えて調整してください．

3) 鍵となるタンパク質量の決定

近年の傾向として表2のようにタンパク質の摂取推奨量が上がっています．特に高齢者では，筋血流の低下やアミノ酸の吸収・利用といった同化効率が悪く筋肉量不足に陥りや

表2　目的タンパク質量の設定

病期	病態	推奨量（g/kg/日）
急性期	一般重症患者	1.2～2.0
	持続的腎代替療法・虚血性心疾患	1.5～2.0
	熱傷	1.5～2.0
急性期以降	一般成人（18～65歳）	0.8～1.0
	高齢者（65歳以上）	1.2～1.5
	保存期腎不全	0.6～0.8
	維持透析	1.0～1.5
	急性肝炎・慢性肝炎	0.8～1.2

文献10～12より作成．

すいため，高度の腎疾患（透析患者を除く）がなければ1.2 g/kg以上のタンパク質摂取が推奨されています[10～12]．急性・慢性疾患の影響で食欲が低下し，病院食を中心に高齢者の一般的な食事内容では十分量のタンパク質を摂取できないことがあるため，目標達成にはONSや間食を利用することが必要です．また，高齢者へのONS併用が死亡率，在院日数，再入院率，入院費用を減らすという研究結果が蓄積しています[13, 14]．

4）投与経路の選択（図6）[15]

「腸管が使えるならできる限り腸管を使う（if the gut works, use it！）」と言われるように，早期のENを支持するデータは多々ありますが，PNを十分に支持するデータは乏しいです〔「経腸栄養（EN）コトはじめ」（pp.2037～2048），「静脈栄養（PN：TPN，PPN）コトはじめ（pp.2049～2062）」参照〕．これは，腸管が人体最大の免疫臓器であり，その使用により感染などの合併症が減少することによります．腸管の閉塞・穿孔・虚血といった機能障害や腫瘍などによるアクセスが困難な場合を除いて，ENを優先します〔「経腸栄養（EN）コトはじめ」（pp.2037～2048）参照〕．ただし，2012年に高知県土佐市で高齢者982人を対象に行われた摂食・嚥下困難時の事前指示書についての調査研究では，95％の方が人工的な補助栄養を望まなかった[16]ことから，経管栄養（経鼻・経口）や胃瘻といった栄養経路は安易に行わず，本人・家族の意向をできるだけ確認・尊重する姿勢が必要です．

5）その他（リハビリテーション，微量栄養素，介護サービス，脂肪乳剤）

以上の4つを踏まえたうえで大切なことがいくつかあります．まず，リハは筋力の増強，嚥下機能の維持や適切な食形態の評価などQOLの向上に欠かせなくなっています．またリハ単独や栄養療法単独よりも，両者を併用した方が1.4倍の筋力増加が得られることがわかっています[17]．集中治療領域から誤嚥性肺炎まで，さまざまな研究で早期リハが予後改善をもたらすことが明らかとなっているため，リハは栄養とセットで考えることが望ましいです．

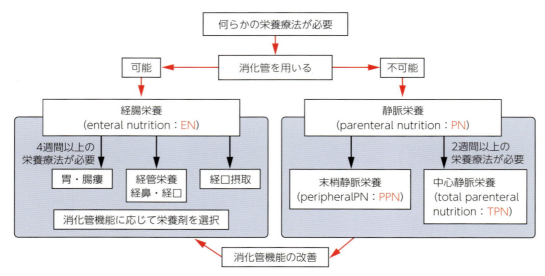

図6 栄養療法の方法[15]

表3 微量栄養素（ビタミン・ミネラル），電解質の1日必要量[15]

1日あたりのビタミン必要量		
ビタミン	経腸栄養	静脈栄養
チアミン（B1）	1.2 mg	3 mg
リボフラビン（B2）	1.3 mg	3.6 mg
ナイアシン（B3）	16 mg	40 mg
葉酸（B9）	400 μg	400 μg
パントテン酸（B5）	5 mg	15 mg
B6	1.7 mg	4 mg
B12	2.4 μg	5 μg

1日あたりの電解質必要量		
電解質	経腸栄養	静脈栄養
Na	22 mEq	1〜2 mEq/kg
K	51 mEq	1〜2 mEq/kg
Cl	21 mEq	Needs
Ca	60 mEq	10〜15 mEq
Mg	35 mEq	8〜20 mEq
P	700 mg	20〜40 mmol

1日あたりの微量元素必要量		
微量元素	経腸栄養	静脈栄養
Cr	30 μg	10〜15 μg
Cu	0.9 mg	0.3〜0.5 mg
F	4 mg	明確な規定なし
I	150 μg	明確な規定なし
Fe	18 mg	日常的な補給なし
Mn	2.3 mg	60〜100 μg
Mo	45 μg	日常的な補給なし
Se	55 μg	20〜60 μg
Zn	11 mg	2.5〜5 mg

表中の値は健康成人における安全用量範囲の値．

　微量栄養素（ビタミン・ミネラル）については，アルコール依存や貧血，味覚障害など患者背景に応じて適切に補うことを忘れてはいけません．表3に一般的な必要量を示しますが，急性期では腎障害や細胞内蓄積の利用などにより体内で調整がされています．患者背景であがった問題点に応じて適宜補充してください．

　介護サービス調整も重要な栄養療法の要素です．入院中は手厚く介護されても，自宅で

[特集] 栄養療法の総論：適応と5つの原則に基づく考え方を身につける

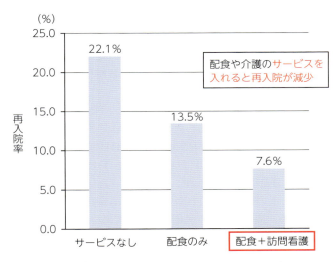

図7 介護サービスの導入と再入院率[18]

は十分な配食や介護がされない可能性があります．国内外で介護や配食のサービスが提供された高齢者の方が，再入院が減ったというデータもあります（図7）[18]．

　脂肪乳剤（脂肪1g＝9kcal）については投与による予後改善の十分なエビデンスはないのが現状です．しかしながら生命維持には最低限の必須脂肪酸をとる必要があるため，長期経口困難であれば禁忌のない限り，経静脈投与を考慮してください．n-3系脂肪酸（EPAなど）はがん栄養などの免疫調整効果が期待されているため，今後，有用になるかもしれません．炭水化物（1g＝4kcal）については，ケトーシスや低血糖を起こさない程度の量は必要です．refeeding症候群のリスクがあるときは開始投与量を少なくすることが重要です．

3　症例のアセスメントとプラン

症例

以下の患者さんの栄養状態を評価してどのような介入を行うか検討してください．

現病歴：10年来の2型糖尿病既往のあるADL・IADL自立した74歳の女性．食事・運動療法と内服で管理は良好であった．ここ数年は排尿後の残尿感を自覚し，入院数日前から排尿時痛を認め，来院当日に発熱・悪寒戦慄・腰痛を認め，救急外来を受診して腎盂腎炎の診断にて入院となった．体重は10年前は52kgであったのが，来院時は35kgであった．数年前と比べて疲労により歩行速度が遅くなり，趣味のハイキングもできなくなりQOLが低下していた．

既往歴：2型糖尿病．

内服薬：メトホルミン1,500mg（1日量），シタグリプチン100mg（1日量）．

アレルギー：なし．

社会歴：夫と息子夫婦と孫の5人暮らし．喫煙歴なし，飲酒は機会飲酒．介護保険申請なし．

身体所見：身長149cm，体重38kg，BMI 17kg/m^2，血圧108/62mmHg，脈拍74回/分・整，呼吸回数16回/分，SpO$_2$ 98％（室内気），体温35.4℃．頭頸部，心臓および

胸部の身体所見に異常を認めない．腹部・背部：軽度の膨隆・軟．腸蠕動音は経度低下．肝脾腫を認めない．恥骨上窩に圧痛あり．両側のCVA叩打痛なし．四肢浮腫なし，脳神経学的異常所見なし．下腿周囲長（calf circumference：CC）24 cm．握力：右14 kg，左10 kg．認知機能は長谷川式認知症スケールで26/30点．老年期うつ尺度評価（GDS15）にて1/15点．

検査所見：白血球 15,300/μL，リンパ球数 920/μL，Hb 10.0 g/dL，Plt 32×10^4/μL，TP 6.2 g/dL，Alb 3.4 g/dL，AST 22 IU/L，ALT 20 IU/L，T-bil 0.6 mg/dL，Na 134 mEq/L，K 4.0 mEq/L，Cl 96 mEq/L，BUN 14 mg/dL，Cr 0.64 mg/dL，(eGFR 68 mL/分/1.73 m²)，CRP 5.6 mg/dL，T-chol 84 mg/dL，TSH 1.8 μIU/mL，HbA1c 5.8 %，FBG 100 mg/dL．尿蛋白（−），尿アルブミン70 mg/gCr，尿潜血（−），尿中ケトン（−），尿中白血球 100 /U，グラム染色は大型のGNR（グラム陰性桿菌）が多数貪食されている．腹部超音波：両側に軽度水腎あり，膀胱壁肥厚あり，腹水なし．

#.X 低栄養
#.X＋1　サルコペニア

本症例はMNA®-SF 7点であるため精査したところ，GLIM基準で3つの徴候を満たし，食事摂取量の低下も原因としてあるため重症の低栄養，サルコペニアと診断されました．低栄養の理由は糖尿病治療のための過度な食事制限による飢餓であると判断しました．糖尿病管理も良好ですが，QOLは低下しているため，食事制限を緩め，栄養投与計画を立てて介入し，リハも導入します．

◆Plan

経口摂取可能で腎障害はなく，refeedingリスクも高くないため，理想体重50 kg（BMI 22 kg/m²）を目標に1,500〜1,800 kcal程度の総熱量で，1.2×50＝60 g/日のタンパク質投与の計画を考えて管理栄養士に依頼します．PT，NSTの依頼，自宅でのONS処方や低栄養の栄養指導を依頼，リハ継続を考慮して介護保険申請を家族，医療ソーシャルワーカーや社会福祉士と検討します．

おわりに

本症例は実際にあったものです．患者中心のケアを考えて，最善の目的を考えると糖尿病管理を緩めてサルコペニア，低栄養を加療することが優先されます．QOLの向上や，将来の疾病予防・医療費削減をめざした栄養療法介入をぜひ積極的に試してください．

【コラム】初学者からベテランまで学習に役立つ推薦図書・website
・日本集中治療医学会重症患者の栄養管理ガイドライン作成委員会：日本版重症患者の栄養療法ガイドライン．日集中医誌，23：185-281，2016
・「静脈経腸栄養ガイドライン 第3版」（日本静脈経腸栄養学会/編），照林社，2013

- 「サルコペニア診療ガイドライン 2017年版」(サルコペニア診療ガイドライン作成委員会/編), ライフサイエンス出版, 2017
- ASPEN clinical guidelines
  http://www.nutritioncare.org/Guidelines_and_Clinical_Resources/Clinical_Guidelines/
- ESPEN guideline
  http://www.espen.org/education/espen-guidelines
- 「高齢者の栄養 はじめの一歩」(大村健二, 葛谷雅文/編), 羊土社, 2013

■ 文 献

1) Vincent JL: Give your patient a fast hug (at least) once a day. Crit Care Med, 33: 1225-1229, 2005
2) Nair AS, et al: FAST HUGS BID: Modified Mnemonic for Surgical Patient. Indian J Crit Care Med, 21: 713-714, 2017
3) Kondrup J, et al: ESPEN guidelines for nutrition screening 2002. Clin Nutr, 22: 415-421, 2003
4) Mueller C, et al: A.S.P.E.N. clinical guidelines: Nutrition screening, assessment, and intervention in adults. JPEN J Parenter Enteral Nutr, 35: 16-24, 2011
5) Correia MI, et al: Addressing Disease-Related Malnutrition in Healthcare: A Latin American Perspective. JPEN J Parenter Enteral Nutr, 40: 319-325, 2016
6) Cederholm T, et al: GLIM criteria for the diagnosis of malnutrition - A consensus report from the global clinical nutrition community. Clin Nutr, doi: 10.1016/j.clnu.2018.08.002, 2018 [Epub ahead of print]
7) White JV, et al: Consensus statement: Academy of Nutrition and Dietetics and American Society for Parenteral and Enteral Nutrition: characteristics recommended for the identification and documentation of adult malnutrition (undernutrition). JPEN J Parenter Enteral Nutr, 36: 275-283, 2012
8) 簡易栄養状態評価表 (Nestle Nutrition Institute)
  www.mna-elderly.com/forms/MNA_japanese.pdf
9) 厚生労働省:日本人の食事摂取基準 (2015年版). 2015
10) Bauer J, et al: Evidence-based recommendations for optimal dietary protein intake in older people: a position paper from the PROT-AGE Study Group. J Am Med Dir Assoc, 14: 542-559, 2013
11) Deutz NE, et al: Protein intake and exercise for optimal muscle function with aging: recommendations from the ESPEN Expert Group. Clin Nutr, 33: 929-936, 2014
12) Weimann A, et al: ESPEN guideline: Clinical nutrition in surgery. Clin Nutr, 36: 623-650, 2017
13) Philipson TJ, et al: Impact of oral nutritional supplementation on hospital outcomes. Am J Manag Care, 19: 121-128, 2013
14) Milne AC, et al: Meta-analysis: protein and energy supplementation in older people. Ann Intern Med, 144: 37-48, 2006
15) ASPEN Board of Directors and the Clinical Guidelines Task Force: Guidelines for the use of parenteral and enteral nutrition in adult and pediatric patients. JPEN J Parenter Enteral Nutr, 26: 1SA-138SA, 2002
16) Wada T, et al: Preferred feeding methods for dysphagia due to end-stage dementia in communitydwelling elderly people in Japan. J Am Geriatr Soc, 62: 1810-1811, 2014
17) Fiatarone MA, et al: Exercise training and nutritional supplementation for physical frailty in very elderly people. N Engl J Med, 330: 1769-1775, 1994
18) 「Reducing Readmissions with Nutrition Management」(Beattie S, et al), PurFoods

Profile

小坂鎮太郎 (Shintaro Kosaka)

地域医療振興協会 練馬光が丘病院 救急・集中治療科,総合診療科
ガイドラインの推奨とその根拠文献を読むことで勉強してきました.本年度,ガイドライン作成に関わらせていただき,その成り立ちを考えて読み解く楽しみもできました.

若林秀隆 (Hidetaka Wakabayashi)

横浜市立大学附属市民総合医療センター リハビリテーション科
リハビリテーション栄養ガイドラインもぜひ見てください.

特集 栄養療法 まずはここから！

高齢者の低栄養と入院中に多職種で行う栄養療法
その役割を再確認する

吉村芳弘

① 入院高齢者は低栄養が頻発しており，低栄養は予後を悪化させる
② 栄養管理はいくつかのパラダイムシフトが起きつつある
③ 栄養管理は多職種のチーム医療で行う必要がある

はじめに

　患者が入院すると，病棟の看護師は食事について主治医から指示を受けます．ところで，あなたは「食事」の重要性をどれくらい意識しているでしょうか．目の前の患者はどのようにして栄養を摂るのが最善であるのか，栄養アクセスはどうするか，エネルギー量はどうするか，蛋白質はどうするか，どのくらいの期間で見直しをするのか，今の栄養状態でリハビリテーション（リハ）はどこまでやっていいのか．医学部で基礎医学，臨床医学を6年にわたり学び，医師国家試験に合格して晴れて医師となったあなたは，どんな病気もよくわかった気がして気持ちが高ぶっていたことでしょう．しかし，実際に病棟で研修をはじめると，わからないことだらけだということを実感して気が遠くなっているに違いありません．そして，医師になって最初に悩むことのひとつが**食事オーダー**です．

　医学部では栄養に関する教育が依然として充実していません．しかし，入院が決まって看護師からまず聞かれることは「先生，食事はどうしますか？」です．夕食前に緊急入院が入れば，早く指示を出さないと看護師からも栄養科からもクレームがくるかもしれません．指示出しが面倒になると「とりあえず禁食で」と安易に指示を出していませんか？実は，入院患者の多くが低栄養のリスクを抱えており，低栄養は治療の効果を減弱するだけでなく，合併症の増加や死亡率の上昇に関連していることがわかっています．またリハとうまく連携がとれなければ，入院中にサルコペニアをきたしてしまうことも指摘されてい

ます．入院中の栄養管理は疾患治療と同じくらい重要です．さらに，多職種で連携しないと効果的な栄養療法が提供できません．本稿では，入院中に多職種で行う栄養療法について考えてみます．

さっそくですが症例を提示します．

症例

83歳，男性．
主病名：肺炎．
現病歴：2型糖尿病治療で何度か入退院歴がある．数日来の発熱と倦怠感，食事の際のむせを主訴に外来受診された．経口摂取は可能で，歩行は短距離なら独歩で可能である．認知レベルの低下はなく，主治医や管理栄養士からの食事指導を長く守ってきた．外来でのX線とCTで右肺炎を指摘され加療目的で入院となった．
併存疾患：2型糖尿病（内服加療中），慢性腎臓病．
バイタルサイン：体温37.5℃，SpO₂ 96％（room air），呼吸数 20回/分，血圧 140/90 mmHg，脈拍 80回/分．
身長・体重・BEE：身長166 cm，体重44 kg，BMI 16.0 kg/m²，体重減少率18.5％（8週間），BEE（基礎エネルギー消費量）1,003 kcal/日．
食事は自宅では経口摂取していた．
検査所見：白血球数12,000 /μL，リンパ球数980 /μL，Hb 9.1 g/dL，Alb 2.5 g/dL，CRP 6.12 mg/dL．

想像してみてください．「先生，肺炎の患者さんが入院しました．糖尿病や慢性腎臓病があります．食事内容はどうしますか？」．あなたは忙しそうに病棟を行き来する看護師から尋ねられます．以降はこの症例をもとに，入院患者の低栄養の問題とチーム医療で行う栄養管理の重要性について考えてみます．

1 入院患者の低栄養の問題

世界に先駆けて超高齢社会となったわが国では，入院患者の多くが高齢者になっています．高齢者が多くなるとどのような栄養の問題が出てくるのでしょうか．

1) 疾患を合併した高齢者

低栄養の問題は時代とともに変遷しています．10年くらい前の管理栄養士のテキストをひもとくと，典型的な低栄養の病態としてマラスムスとクワシオルコルが説明されています．マラスムスとは慢性の蛋白質とエネルギーの欠乏状態（protein-energy malnutrition：PEM）であり，クワシオルコルとは急性の蛋白質欠乏症です．テキストの写真ではいずれも痩せた途上国の子どもが患者として紹介されています．

一方で，高齢者の低栄養はマラスムスやクワシオルコルだけでは説明ができません．原因は**併存疾患の存在**です．高齢者は一般的に多病で，多くの併存疾患による骨格筋の消耗

表1　成人低栄養の3つの原因

1. 急性疾患／外傷（侵襲，外傷，手術，重症感染症，熱傷）
2. 慢性疾患（悪液質，慢性感染症，慢性臓器不全，がん）
3. 社会生活環境（飢餓，摂食障害）

文献1より引用．

や併存疾患に関連する炎症の存在が低栄養の背景にあります．高齢者を含む成人の低栄養の原因としては，**急性疾患（≒侵襲），慢性疾患（≒悪液質），社会生活環境（≒飢餓）の3つが提言されています（表1）**[1]．高齢者の低栄養の原因はこのいずれにも該当する可能性があるため，栄養管理では**主病名や併存疾患およびその治療経過についても把握する必要**があります．病態の理解なくして本質的な栄養管理はできません．

本症例は著明なやせと体重減少を認め，急性疾患として肺炎をきたしていることから栄養状態は不良で，その程度は重度だと思われます．さらに，併存疾患をみると2型糖尿病と慢性腎臓病があります．したがって，この症例ではエネルギーや蛋白質，水分の摂取量だけでなく，肺炎の治療や2型糖尿病，慢性腎臓病に対して慎重に栄養評価と栄養管理を行う必要があります．

このように入院患者の低栄養は疾患が大きく関与していますが，それでは低栄養が患者に与える影響はどのようなものがあるのでしょうか．

2）低栄養の悪影響

主要な疾患（診療科）ごとの低栄養の頻度を**図1**[2〜7]に示します．これより疾患（≒炎症）の重症度やステージと低栄養は関連していることがわかります．本邦も協力しているnutritionDayの調査によると，疾患に関連した低栄養の頻度は30〜50％と高い値を示します[8]．しかし，病院では疾患治療が優先され，栄養管理は後回しにされる傾向にあります（栄養管理に全く興味を示さない医師も私の周りにいます）．仮に疾患が治っても，低栄養の影響で体重が減少したり骨格筋が萎縮したりすると，身体機能やADL，QOLが低下してしまうため，退院後の患者の生活は良好とはいえません．

低栄養の臨床的な合併症は多岐にわたります（**表2**）[3〜7]．外科の患者では，術前に低栄養があると術後の合併症が増え，回復が遅れることは広く知られています．慢性疾患でも同様です．低栄養があると褥瘡や創傷の治癒が遅れ，転倒や骨折をしやすくなり，入院期間が延長し，入退院をくり返すことになります．

低栄養の悪影響は入院中にとどまりません（**図2**）[6,7,9〜11]．一般高齢者の3年後の死亡率は，低栄養があると5倍に上昇します[11]．さらに，低栄養の高齢者は生涯再入院回数が増加し，褥瘡を容易に形成し，死に直結する重大な合併症を併発します．そのため，医療制度に多大な負荷を与えることがわかっています．

低栄養は臨床的に不良の転帰をたどるだけでなく，医療そのものに負の影響があることがわかりました．それでは，入院中の高齢患者の低栄養のマネジメントは具体的にどのようにすればよいのでしょうか．

[特集] 高齢者の低栄養と入院中に多職種で行う栄養療法

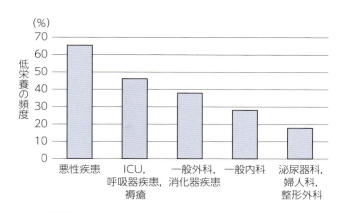

図1 主要な疾患（診療科）別の低栄養の頻度
文献2～7より作成．

表2 低栄養の臨床的合併症

免疫能の低下，感染症
褥瘡，創傷治癒遅延
歩行不安定，転倒，骨折
認知機能低下，依存
治療抵抗性
長期入院，頻回の再入院
QOLの低下
予後不良の合併症

低栄養の臨床的合併症は多岐にわたる．
文献3～7より作成．

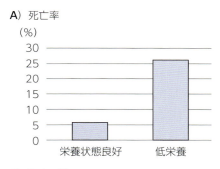

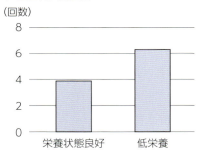

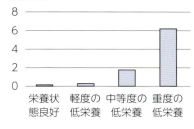

図2 栄養状態別の一般高齢者の3年後の死亡率，生涯再入院回数，褥瘡数
低栄養の高齢者は3年後の死亡率，生涯再入院回数，褥瘡数のいずれも悪化する．
一般高齢者：地域在住の65歳以上の高齢者．
文献6，7，9～11より作成．

2 栄養管理のパラダイムシフト

　高齢者の栄養管理にはいくつかのパラダイムシフトが起きつつあります．低栄養だからエネルギーを多く提供しよう，糖尿病だからエネルギー制限をして血糖コントロールを厳格に行おう，慢性腎臓病があるから蛋白質制限をしっかり行おう，という画一的な考え方が見直されつつあるのです．ここでは，その代表例をいくつか紹介します．

1) 心疾患の栄養管理：高齢者ではむしろ「与える」方向にシフトしている

心疾患の栄養管理といえば，二次予防の観点から高血圧，糖尿病，肥満などの生活習慣病の改善，つまり"やせる栄養"がポイントであるとして，"制限する栄養管理"が行われてきました．一方で，近年の研究から慢性心不全では低栄養や心臓悪液質などによるやせは予後不良で，軽度肥満の方が予後良好であるobesity paradoxが認識されており，実はいかに"**体重を増やすか**"が重要であることがわかってきました．最近では慢性心不全に限らず，虚血性心疾患でも同様のことが報告されています[12]．

2) 慢性腎臓病の栄養管理：高齢者では従来の蛋白質制限が見直されている

GFRが，「60 mL/分/1.73m^{2}未満」になると慢性腎臓病と診断されます．慢性腎臓病患者は高齢者になるほど多くなる傾向があります．これは，単に高齢者は慢性腎臓病を発症しやすいという意味ではなく，高齢者はもともと加齢によりeGFRが低下している方が多いためです．

加齢により筋肉量が減少することが知られていますが，腎機能の指標であるクレアチニン（Cr）は筋肉量に依存して産生されるため，高齢者では上昇しにくくなります．そのため，一般診療で用いられるeGFRは，筋肉量が少ない高齢者ほど真のGFRより高めに算出されます．また，慢性腎臓病の増悪因子である尿蛋白量も，随時尿による尿蛋白量/Cr比（g/g・Cr）を計算する場合，高齢者では尿中Crの排出量が少ないため真の尿蛋白量より高めに算出されます．つまり，慢性腎臓病をeGFRや尿蛋白量/Cr比で評価すると，高齢者では腎機能低下が過小評価され，尿蛋白質は過大評価される傾向があります．

慢性腎不全患者に対しては，従来の栄養管理は蛋白質制限が中心でした．しかし，近年では，高齢者の低栄養やサルコペニア，フレイルなどの病態の認識が高まり，十分なエネルギー摂取がないまま蛋白質制限をするとこれらの病態がさらに悪化することが最新のガイドラインに警告として明記されています[13]．

3) 栄養療法は運動療法・リハビリテーションとセットで行う

入院高齢者は低栄養だけでなく，入院中の不必要な安静や絶食，手術や外傷による侵襲，炎症などの影響による**サルコペニア**を多く認めます．サルコペニアとは身体機能の低下，骨格筋量の減少，筋力の低下を意味します．サルコペニアの予防と治療の基本は，**栄養療法と運動療法・リハビリテーションのセット**です．栄養療法のみあるいは運動療法・リハのみでは最大の効果を期待できないどころか，患者によっては悪影響となる場合もあります．心疾患や慢性腎臓病の患者でも運動療法・リハの重要性が認識されており，心臓リハビリテーション（心リハ）や腎臓リハビリテーション（腎リハ）が行われています．今では疾患治療とリハは切り離せないものになっています．

リハと栄養の連携の必要性が見直され，「**リハ栄養**」というコンセプトが本邦より発信されました．リハ栄養の考え方は国内だけでなく海外でも普及の兆しを見せています．リハ栄養に興味がある方はぜひ日本リハビリテーション栄養学会のwebサイトを覗いてください[14]．きっと新しい発見があるはずです．

3 多職種で栄養管理をする時代に

入院高齢者の栄養管理に携わる職種にもパラダイムシフトが起きつつあります.これまでの医療は比較的若年の患者が対象であり,疾患中心の医療対応であまり問題はなかったかもしれません.しかし,現在の本邦の入院患者の多くは高齢者にシフトしています.高齢者は多病であり,低栄養だけでなくサルコペニアやフレイル,認知機能低下などの複数の問題を抱えています.疾患中心の医療(疾患モデル)から**高齢者中心の医療(高齢者モデル)** へシフトする必要があります.高齢者モデルでは**多職種チーム医療**が推奨されていて,栄養管理も同様に多職種チーム医療での対応が求められています.

1) NST は病院の大黒柱

NSTとは,多職種で患者に適切な栄養管理を行うチームのことです.厚生労働省によると,チーム医療とは,「医療に従事する多種多様な医療スタッフが,各々の高い専門性を前提に,目的と情報を共有し,業務を分担しつつも互いに連携・補完し合い,患者の状況に的確に対応した医療を提供すること」とあります.ほとんどの医師にとって栄養管理はあまり得意分野ではありません.そのため,栄養,看護,リハ,歯科,検査,薬剤,などの各分野のプロ集団がともに栄養管理を行うことで栄養管理の質を上げるだけでなく,医療の質を上げることを可能にします.また,これは医師の負担を軽減することにもつながります.NSTがしっかり機能することで,カテーテル敗血症やMRSA感染症の発生率の改善,平均在院日数の短縮,合併症の減少,静脈栄養から経腸栄養への推進,経静脈ルートの統一による経費削減,などの成果が報告されています[14, 15].NSTが行う基本的な栄養管理の流れを**図3**に示します.栄養スクリーニング,栄養アセスメント(評価),ゴール設定・計画,栄養介入,モニタリング・評価をPDCAサイクルとしてくり返します.

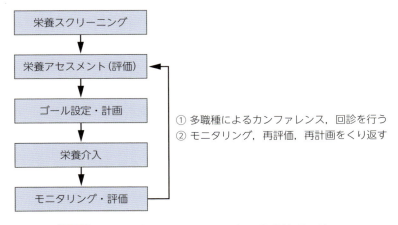

図3 栄養サポートチーム(NST)の栄養管理の流れ

NSTは職種の壁を越えたチーム医療であり，多職種のメンバーで組織されます．主な職種は図4のとおりです．NSTはある程度の規模以上の病院ではほぼ設置されています．また一定の条件を満たすことで診療報酬上の加算（点数）が認められています．栄養管理は医療の基本であり，NSTは病院の大黒柱なのです．

2）NSTの一歩先へ：リハビリテーション栄養

　NSTの質をさらにあげるためにはリハ栄養の考え方が有効です．リハは超急性期から回復期，維持期，在宅，緩和ケアのあらゆるステージで必須です．さらに低栄養やサルコペニア，フレイルの改善のためには栄養療法と運動療法を同時に行うことが重要と考えられています．入院高齢患者に対してリハ栄養を実践することでADLやQOLが改善することも示唆されています．リハ栄養診療ガイドラインも作成中です．この機会にリハ栄養について興味をもっていただけると嬉しいですね．

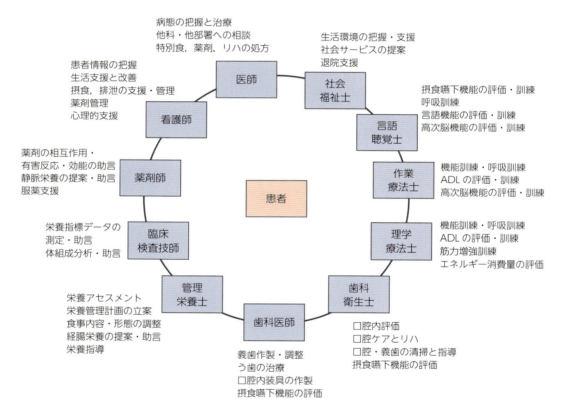

図4　栄養サポートチーム（NST）の構成職種
各職種の強みを生かしてチームで栄養管理を行う．

おわりに

　冒頭の症例にもどります．患者は肺炎で入院した高齢者です．以前より低体重があり，最近の体重減少を認めます．この時点で重度の低栄養があると診断すべきです．さらに併存疾患として2型糖尿病と慢性腎臓病があります．血糖コントロールとして食事制限（エネルギー制限），慢性腎臓病の増悪防止として蛋白質制限を長期にわたり頑張られた（強いられた？）可能性があります．

　医師は肺炎治療と同時に併存疾患のマネジメントを行います．高齢者では厳格な食事制限が体重減少やサルコペニアの原因となりうるため，管理栄養士は栄養メニューを再考します．看護師による食事の摂食状況や消化器症状の有無，排泄の情報は有用です．活動性を観察して，臥床傾向でないかも注意します．また，早期に理学療法士や作業療法士が評価を行い，遅滞なくリハを開始します．歯科衛生士による嚥下障害や口腔衛生状態のチェックは必須です．患者に義歯はありますか？歯科治療が必要であれば歯科医師の出番です．言語聴覚士の詳細な嚥下評価と嚥下訓練は入院直後からはじまります．このとき不要な禁食は避けるべきです．不適切な薬剤や多剤内服はないでしょうか？そんなときは薬剤師の腕の見せ所です．異常値を示す採血データはないか，臨床検査技師が目を光らせます．社会福祉士は低栄養の原因となる生活環境に注意します．

　こう考えると，やはり栄養管理は医師だけは手に負えません．各領域のプロがチームで栄養管理を行うことがいかに重要かわかりますね．低栄養は入院高齢者の予後を悪化させます．**入院中に多職種で行う栄養療法は医療の土台であるべきなのです．**

【コラム】TNT研修会

TNTは医師のための臨床栄養に関する生涯教育コースであり，臨床栄養法を普及させるための教育プログラムとして開発されました．1996年6月にシカゴにおいてTNTの全世界への展開が開始され，日本もこのプロジェクトに参加しています．Global standardとして，世界各国の医師を対象としたプログラムであり，国内でも日本静脈経腸栄養学会の主催で展開されています．毎年，各地で定期的に2日間の日程で研修会が開催されます．研修会は講義とワークショップの形式となっており，学びが大きいものとなっています．

またTNTは，日本静脈経腸栄養学会認定資格である「NST稼働施設」における教育施設の認定を受けるための必須項目の1つとなっています．

参考情報：日本静脈経腸栄養学会ホームページ：TNTとは
https://www.jspen.or.jp/education-training/tnt/about-tnt/

■ 文 献

1) White JV, et al：Consensus statement of the Academy of Nutrition and Dietetics/American Society for Parenteral and Enteral Nutrition: characteristics recommended for the identification and documentation of adult malnutrition (undernutrition). J Acad Nutr Diet, 112：730-738, 2012
↑成人低栄養の3大原因を提言した論文．

2) Laviano A & Campos AC：The skeleton in the hospital closet--20 years later: malnutrition in patients with GI disease, cancer and AIDS. Nutrition, 10：569-571, 1994
↑消化器疾患，がん，AIDSと低栄養の関連を示した論文．

3) Pennington CR：Disease-associated malnutrition in the year 2000. Postgrad Med J, 74：65-71, 1998
↑疾患に関連する低栄養について述べた論文．

4) Correia MI & Waitzberg DL：The impact of malnutrition on morbidity, mortality, length of hospital stay and costs evaluated through a multivariate model analysis. Clin Nutr, 22：235-239, 2003
↑合併症，死亡率，入院期間，医療費に低栄養が与える影響について述べた論文．

5) Waitzberg DL, et al：Desnutricion hospitalaria (hospital hyponutrition). Nutr Hosp, 26：254-264, 2011
↑入院患者の低栄養について述べた論文．

6) Brito PA, et al：Prevalence of pressure ulcers in hospitals in Brazil and association with nutritional status--a multicenter, cross-sectional study. Nutrition, 29：646-649, 2013
↑褥瘡の頻度と低栄養との関連について述べた論文．

7) Löser C：Malnutrition in hospital: the clinical and economic implications. Dtsch Arztebl Int, 107：911-917, 2010
↑入院患者の低栄養と臨床的および経済的な影響について述べた論文．

8) Theilla M, et al：Fight against malnutrition: The results of a 2006-2012 prospective national and global nutritionDay survey. Clin Nutr ESPEN, 10：e77-e82, 2015
↑nutritionDayの国際アンケート調査による低栄養の実態報告．

9) de Ulíbarri Pérez JI：Clinical undernutrition in 2014; pathogenesis, early diagnosis and consequences; undernutrition and trophopathy. Nutr Hosp, 29：785-796, 2014
↑低栄養の病態，早期診断，帰結に関しての論文．

10) Middleton MH, et al：Prevalence of malnutrition and 12-month incidence of mortality in two Sydney teaching hospitals. Intern Med J, 31：455-461, 2001
↑低栄養と死亡率についてシドニーの教育病院での研究報告．

11) Lim SL, et al：Malnutrition and its impact on cost of hospitalization, length of stay, readmission and 3-year mortality. Clin Nutr, 31：345-350, 2012
↑低栄養による医療費，入院期間，再入院，3年生存率への影響を示した論文．

12) Romero-Corral A, et al：Association of bodyweight with total mortality and with cardiovascular events in coronary artery disease: a systematic review of cohort studies. Lancet, 368：666-678, 2006
↑虚血性心疾患におけるBMI別の心血管イベントリスクの系統的レビュー．

13) 日本腎臓学会：慢性腎臓病に対する食事療法基準2014年版．日腎会誌，56：553-599, 2014
↑日本腎臓学会が発行する慢性腎臓病に対する食事管理のガイドライン．

14) 日本リハビリテーション栄養学会ホームページ．
https://sites.google.com/site/jsrhnt/home

15) 「NSTが病院を変えた！」（東口髙志/著），医学芸術社，2003

16) 東口髙志：栄養サポートチーム加算の新設に際して．Nutrition Support Journal, 11：9-12, 2010

Profile

吉村芳弘（Yoshihiro Yoshimura）

熊本リハビリテーション病院 リハ科/栄養管理部〔TNTインストラクター，LLL講師（European ESPEN Diploma取得），twitter：@Yoshimura___Y〕
リハビリテーション病院で働くリハビリテーション科専門医です（元外科医）．臨床栄養やサルコペニアに興味があり，臨床をしながらこの分野の研究や教育に従事しています．栄養管理は医療の土台です．薬の効果は限定的ですが，栄養は万病に効果があります．臨床栄養の世界は奥が深いです．一緒に臨床栄養の臨床，教育，研究にどっぷりとはまりませんか．

特　集 栄養療法 まずはここから！

データ栄養学のススメ
食事・栄養のエビデンスとその解釈

佐々木 敏

① 栄養学は医学と同様に科学であるという認識を持ちたい
② 栄養学には医学と異なる独自の特徴もある
③ 食事アセスメントは難しい科学技術である
④ 栄養関連のガイドラインや教科書，情報誌を読む際には，その内容を科学的に理解できる最低限の栄養学の知識を持ちたい

はじめに

　栄養学は医学と同様に科学です．医学と同じ目線で見てください．とはいえ，栄養学と医学には異なる特徴もあります．本稿では，その類似点と相違点について簡単にまとめます．

1　栄養学と医学の類似点

1）3つの科学

　科学は発見の科学，開発の科学，検証の科学の3つに大別されます．発見の科学とは読んで字のごとく真実の発見を目的としています．われわれが「科学」と呼ぶとき，普通は発見の科学を意味します．開発の科学は測定機器や治療機器の開発など，何かをつくることが目的で，工学が開発の科学の代表です．最後が検証の科学です．これは，理論的にそうだと考えられていることや，すでにその理由が明らかになっていることが本当にそうなっているのかを確かめることが目的です．

2）検証の科学としての栄養学と医学

応用科学では検証の科学が重要な役割を果たしていて，医学でも同様です．例えば，新規薬剤の開発では基礎研究を重ねて薬剤がつくられますが，最後に，実際の患者さんにおいてその効き目が理論どおりであることを確かめます．これが臨床試験，いわゆる治験です．医学では検証の科学が必須であり，検証の科学なしには医療はほぼ何もできないと言っても言い過ぎでないでしょう．そして，検証の科学の方法論としての役割を果たしているのが「疫学」です．薬剤開発の分野では特に「薬剤疫学」と呼ばれています．EBM（evidenced-based medicine）は検証の科学の医療現場での利用方法を明示し，利用促進を促すものと理解できます．

栄養学も同じです．「高血圧患者が減塩すれば本当に血圧は下がるのか，下がるとすればどのくらい下がるのか？」，「主食よりも野菜を先に食べれば血糖値は下がるのか，下がるとすればどのくらい下がるのか？」，「イヌリン（EPAでも酢酸でも何でもかまいません）を含む機能性食品で血糖値は下がるのか，下がるとすればどのくらい下がるのか？」なども検証の科学を経たものだけが臨床現場で利用可能です．これらを，EBMの一分野として，EBN（evidenced-based nutrition）と呼ぶ場合があります．

3）機能と効果

ところで，発見の科学は「メカニズム」を発見する科学であり，いわば「なぜ」を解く科学です．そして，「機能」を発見することです．一方，検証の科学は現場で「効果」，特に「量（血圧低下量や治療期間など）」を明らかにする科学です．簡単に言えば，発見の科学は「機能」を知るための科学，検証の科学は「効果」を知るための科学と言えます．

医学だけでなく，栄養学でも，ある事実の機能を説明できるだけでは不十分で，効果（量）も提示できなければ臨床現場で利用するのは困難です．ところが医師は（栄養士も），栄養になると機能の説明で満足し，検証の結果を確かめることを怠ってしまいがちです．これは，栄養学を学んでいないほとんどの医師にとっては仕方のないことと考えられますが，少なくとも，「栄養学も医学と同様に検証の科学が必要である」ということだけは医師も知っておくべきです．

2 栄養学と医学の相違点

1）治療における相違点

医学と栄養学には大きな違いもあります．特に，診断ではなく治療においてその違いは明確です．医学での治療はほぼすべてが医師などによる人為的な行為ですが，栄養学では（特に食事療法では）必ずしもそうではありません．

薬物療法では（外科療法でも）治療の前も後も薬物（や手術）への曝露はありません．それに対して，食事療法では，食事療法の開始前から食事療法の対象としている栄養素をすでに摂取していますし，それは終了後も続きます．さらに，食事療法中でも，その食事療法

を行うか否かの決定と実行内容は，ほとんどの場合，患者本人（または家族など）に委ねられていて医療者は間接的にしか関与できません．外来患者の服薬管理は大きな課題ですが，それよりもはるかに深刻な課題が**食事療法の管理と実行内容の把握**です．この課題の存在を知らずには，または軽視していては，食事療法はその実施も管理も評価もありえません．

2）栄養素量の測定と栄養アセスメント

経管栄養療法の場合は投与する栄養素をすべて管理することができますから，入院中の薬剤管理と近い状態と言えます．しかしこの場合も，さきほどと同様に，その前から対象としている栄養素を摂取してきていますから，**治療前における患者の栄養状態の把握（測定）**が非常に重要になります．しかしながら，その理論や技術，評価方法についての科学は薬物管理のそれに比べて大きく遅れていると言わざるを得ません．

しかし，栄養学や栄養が関連する医療現場で最も難しいのは，人が自主的かつ習慣的に食べている食事とそこから得ている栄養素量を測定することでしょう．代表的な方法（**食事アセスメント法**）として，**陰膳法，食事記録法，食事思い出し法，食物摂取頻度質問票**（これに類似する方法としての**食事歴法質問票**），**生体指標**があります．これらにはそれぞれ特徴があり，長所と短所，そして使うべきところと使ってはならないところがあります．それぞれの要点を**表1**にまとめておきます．食事アセスメント法の選択とその実施に当たっ

表1　食事調査（食事アセスメント）法の種類と長所・短所

	調査（アセスメント）法	特徴（■長所・■短所）
陰膳法	同じ食事をもう1人分作ってそれを化学分析する	■ かなり正確．食品成分表が不要 ■ 非常に短い期間しか行えない．少ない対象者にしか行えない．食習慣の代表値，集団の代表値を得るのが困難
食事記録法	食べる（食べた）ものを日記として記録する．食品名と重量（容量）が記録の中心	■ 短期間の食事を評価するためには比較的に正確 ■ 数日間が限度．データ入力・解析に時間と労力がかかる．対象者の高い協力度と食事に対する知識が必要
食事思い出し法	食べた物を思い出す．食品名と重量（容量）が思い出しの中心	■ 短期間の食事を評価するためには比較的に正確 ■ 通常，24時間が限度．データ入力・解析に時間と労力がかかる．インタビュアーに特別の技術が必要
食物摂取頻度法 （質問票）	一定期間に食べた食品の頻度を思い出す．通常は正確な記憶に頼るのではなく，漠然とした習慣に頼る．思い出すべき食品はあらかじめ限定されている．通常，質問票として用いる	■ 比較的長期間の食習慣がわかる．アセスメントとデータ処理が比較的に容易 ■ 一般的に不正確（不正確か正確かを判断しにくい）．質問票と解析プログラムの開発が難しい（開発研究に多大な時間と労力がかかる）．あらかじめリストアップした食品に関する情報しか得られない．ある集団を目的として開発されたものを食習慣の異なる別の集団に使うのは困難
食事歴法 （質問票）	食物摂取頻度法に加えて，食行動に関連した習慣に関する情報を収集する．通常，質問票として用いる	
生体指標	血液，尿などの生体試料から得られ，特定の栄養素や食品の摂取量を反映する物質のこと	■ 客観的に測定できる．食品成分表が不要 ■ 生体指標が存在する栄養素が限られている．試料の収集・保存・測定などに特殊技術が必要

文献1などを参考に著者が作成．

ては食事アセスメント法の専門知識と専門技術をもっている人の指導を仰ぐことが強く勧められます．

3 栄養学論文やガイドラインの読み方と注意点

医学でも栄養学でも論文の価値は結果ではなく，方法（研究方法）によって決まります．したがって，**論文が読めるとは方法が読めることを言います**．ここでは特に栄養学の論文やガイドラインを読み，それを活用するうえで注意したい点について，実例を用いて紹介します．

1）ガイドライン：根拠はあり論理的かつ現実的であるかに要注意

表2は日本，アメリカ，ヨーロッパの3つの静脈経腸栄養学会のガイドラインの「腎不全患者には腎不全用アミノ酸製剤を使用するべきか？」というリサーチクエスチョンに関する記述を比較したものです（注：内容はすべて引用当時のものであり，すでに改定されている可能性があります）[2〜4]．推奨内容が互いに異なっていますが，どれが最も論理的かつ現実的だと思いますか？

表2 「腎不全患者へのアミノ酸製剤」についての日・米・欧ガイドラインの記述比較

	日本静脈経腸栄養学会 (JSPEN)	米国静脈経腸栄養学会 (ASPEN)	欧州臨床栄養代謝学会 (ESPEN)
記述	慢性腎不全では腎不全用アミノ酸製剤を使用すること．残念ながらその有効性を示すエビデンスは乏しいが，合理的な製剤であり，使用することを推奨する	急性腎障害では標準的組成のアミノ酸製剤を用いること	急性腎障害・慢性腎不全・透析のすべてで総合アミノ酸製剤の使用を推奨する
推奨度（グレード）など	推奨度BIII（B：一般的に推奨する．III：症例集積研究や専門家の意見）	Grade：C	Grade：C
腎不全用アミノ酸製剤に関する説明	分子鎖アミノ酸（BCAA）は体蛋白の合成促進と異化抑制作用をもつ．腎不全時の含硫アミノ酸代謝異常を考慮し，メチオニンを減量，システインを配合している	—	—
論文・その他の解釈	引用論文のなかに，コントロール群がなく，著者4人中3人が製薬会社社員である．アウトカムの評価者が不明かつ主観的な評価を用いた研究が存在する	急性腎障害患者に対するランダム化比較試験が2つ存在するものの，血中BUN，クレアチニン，窒素バランス，尿蛋白等に有意差はなく，かつ対象数が少ないため治療や栄養療法の変化の影響を除外しきれない．したがって，現時点ではエビデンスが不十分であり，さらに大きなランダム化比較試験が必要である	特定のアミノ酸製剤を推奨する比較試験はまだ存在しない．特定のアミノ酸製剤は一般的なアミノ酸製剤よりも高価である．ほとんどの急性腎不全で臨床効果を望めないようである

文献2〜4より作成．

ここでは，日本だけが腎不全用アミノ酸製剤の使用を推奨しています．アメリカは比較試験を引用していますが，結論を下すには不十分だとしています．ヨーロッパに至っては引用すべき比較試験は存在していないとしています．これは論文検索の違いではなく，参照すべき論文のレベルの下限が，ヨーロッパは最も高く（厳しく），アメリカ，日本と低く（甘く）なっているものと理解されます．もう1つの特徴は，ヨーロッパは価格を重視していることです．また腎不全用アミノ酸製剤に関する説明からわかるとおり，日本がメカニズムを根拠の1つとして採用している点も目を引きます．これはEBMに基づくガイドライン策定では避けるべきとされていることです．メカニズムはエビデンスレベルを決定するための情報としては使わないからです．

こうして見ると，最も論理的かつ現実的なガイドラインは欧州臨床栄養代謝学会のものだと結論づけることができそうですが，いかがでしょうか？

なお，これは栄養療法のガイドラインも薬剤治療などのガイドラインと基本的には同じ読み方ができることを紹介したものであり，3つのガイドラインの良否を比較することは目的ではありませんので誤解されないよう，お願いいたします．

2）食事療法：患者の自由行動に要注意

図1は健常者を対象に6カ月間の減塩指導を行い，指導期間前後で食塩摂取量を調べた研究（ランダム化比較試験）の結果です[5]．この研究では対照群には指導をしませんでした．食塩摂取量は1日間の秤量式食事記録から計算したナトリウム摂取量と，1回の24時間蓄尿から得られた尿中ナトリウム排泄量によって測られました．対照群は指導がなかったにもかかわらず，食事記録でも24時間蓄尿でも食塩摂取量が減っています．これは生活習慣の是正を求める研究でしばしば観察されるもので，対象者が自発的に食事改善を図った結果とみられます．同様の現象は介入群にも起こると考えられますから，介入群の変化（改善）からこの分を差し引いて測定結果としなければなりません．これが，対照群が必要な理由の1つです．

しかし，それよりも注目すべき点は，**食事記録と24時間蓄尿の結果が介入群で大きく異なることです**．これはなぜでしょうか？表3がそのヒントを与えてくれます．これは指導期間直後に食事記録を行った日に特に何をしたかを質問票で調べたものです．質問のなかで「あなたの習慣的な食事に比べて」とあるのは，指導直後，すなわち食事記録を行った日の前後の食習慣をさしています．注目すべき点は，食事記録を行うその日にいつもよりも強く減塩行動をとっていたことです．一方，24時間蓄尿のほうはその日に限って減塩しても尿中ナトリウム排泄量はすぐに強い影響を受けることはあまりありません．食事記録と24時間蓄尿の結果が図1で大きく異なったのはこれで理解できます．食習慣指導（行動変容）は効果的な方法の開発だけでなく，その評価も難しいことをこの結果は示しています．

食事療法の結果を臨床検査値の変化など病状の変化で評価することがありますが，それだけでは不十分で，その前に**行動変容は期待どおりに起こったのか否か**，その程度はどのくらいだったかにもっと目を向けるべきです．

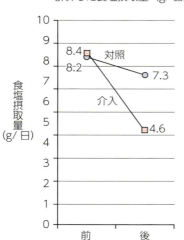
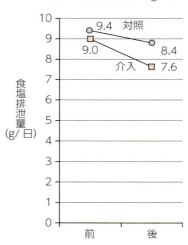

図1 2つの方法で食塩摂取量を測定した結果
介入群：前（194人），後（172人），対照群：前（195人），後（190人）．
文献5より引用．

表3 指導後の食事記録のときに行った質問

質問文：食事記録を行った日の食事はあなたの習慣的な食事に比べて，どのように異なっていましたか？

	介入群 (n = 186)	対照群 (n = 190)
異なる		
記録しやすい食品を選んだ	16	20
カリウムが豊富な食品を増やした	1	1
食品の数を減らした	9	13
食塩の少ない食品を選び，食塩の摂取量と食塩の多い食品を減らした	**13**	**4**
レストランでの食事，加工食品，ファストフード，調理済み食品を避けた	5	3
スナック菓子を減らした	3	5
人工甘味料を選び，お菓子を減らして，エネルギー量を減らした	3	3
新鮮な野菜と果物を増やした	2	2
その他	6	8
あまり変わらない	56	54

文献5より引用．

3）食事療法：指示内容・指導内容に要注意

　図2Aは2型糖尿病患者を対象に2年間にわたって食事指導を行い，HbA1cの変化を観察した研究（ランダム化比較試験）の結果です[6]．介入群は「（主食の前に）野菜を食べる」ように指導されました．対照群にはわが国での基本的な指導法である食品交換表を用いる方法が用いられました．標準的な治療法と比較することは薬剤疫学だけでなく，栄養疫学でも大切です．

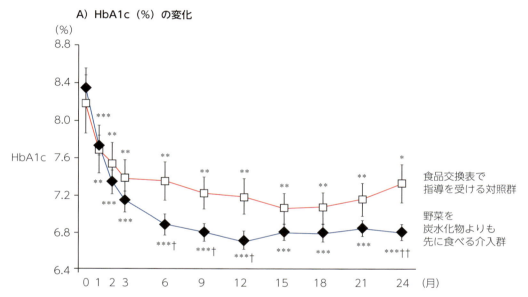

図2　2型糖尿病患者を対象に2年間にわたって食事指導を行い，HbA1cの変化を観察した研究（ランダム化比較試験）
　　　Aは文献6より引用．

ところが，実際の方法を読んでみると，介入群が受けた食事指導は図2Bのとおりで，「（主食の前に）野菜を食べる」だけではなく，緑黄色野菜の摂取，果物の摂取控え，20回の咀嚼，低グリセミックインデックス食の奨励も指導されていました．これらの多くはすでに糖尿病を改善させうることが知られているものですから，今回得られた結果（図2A）は「（主食の前に）野菜を食べた」からだと結論するわけにはいきません．これらの複合効果だと解釈すべきです．

論文の方法を読めばどのように研究が行われたのかについて詳細がわかります．しかし，臨床現場にいる医師がその都度論文に戻り，しかも研究方法を吟味する余裕はありません．そこで，論文の紹介記事や本誌のような情報誌に頼らざるをえないわけですが，そこでは，方法の説明は簡略化され，結果が強調される傾向が強いために注意を要します．「方法は簡略化され，結果は盛ってある」ことが多いと考えるべきでしょう．今回の特集も例外ではないかもしれません．

おわりに

栄養学も医学と同様に科学であるという認識をもっていただけたでしょうか？そして，同時に，栄養学には医学とは異なる独自の特徴もあります．栄養関連のガイドラインや教科書，情報誌を読む際には，その内容を科学的に理解するために必要な最低限の栄養学の知識をもっていただきたいと願います．ヒトを対象とした栄養学は，欧米諸国と比べた場合だけでなく，近隣アジア諸国と比べても，わが国ではとても遅れています．また，医学教育における栄養学教育も同様の課題を抱えています．しかしながら，薬物療法や外科治療だけに頼れる疾患は少なくなり，生活習慣，特に食習慣の問題によって発症したり，悪化したりする慢性疾患は今後さらに増えます．実地医家にこそ，栄養学を科学的に評価する能力が求められ，その知見を正しく活用できる力が問われる時代です．

> 【コラム】推薦図書の紹介
> 「佐々木敏の栄養データはこう読む」（佐々木敏／著），女子栄養大学出版部，2015
> 「佐々木敏のデータ栄養学のすすめ」（佐々木敏／著），女子栄養大学出版部，2018
> おすすめの理由：両書とも本稿で触れた内容が100倍くらいていねいかつ読みやすく書いてあります．一生もの栄養学の入門書として強くお勧めします．

文 献

1) 厚生労働省：日本人の食事摂取基準（2015年版）. 2015
2) 「静脈経腸栄養ガイドライン 第3版」（日本静脈経腸栄養学会）, pp263-264, 照林社, 2013
3) Brown RO, et al：A.S.P.E.N. clinical guidelines: nutrition support in adult acute and chronic renal failure. JPEN J Parenter Enteral Nutr, 34：366-377, 2010
4) Cano NJ, et al：ESPEN Guidelines on Parenteral Nutrition: adult renal failure. Clin Nutr, 28：401-414, 2009
5) Forster JL, et al：Hypertension prevention trial: do 24-h food records capture usual eating behavior in a dietary change study? Am J Clin Nutr, 51：253-257, 1990
6) Imai S, et al：A simple meal plan of 'eating vegetables before carbohydrate' was more effective for achieving glycemic control than an exchange-based meal plan in Japanese patients with type 2 diabetes. Asia Pac J Clin Nutr, 20：161-168, 2011

Profile

佐々木 敏（Satoshi Sasaki）

東京大学大学院医学系研究科社会予防疫学分野（教授）
京都大学工学部資源工学科卒業. 大阪大学医学部医学科卒業. 大阪大学大学院医学研究科修了〔博士（医学）〕. ルーベン大学大学院医学研究科修了〔博士（医学）〕. 名古屋市立大学医学部, 国立がんセンター研究所支所, 国立健康・栄養研究所を経て, 現職.

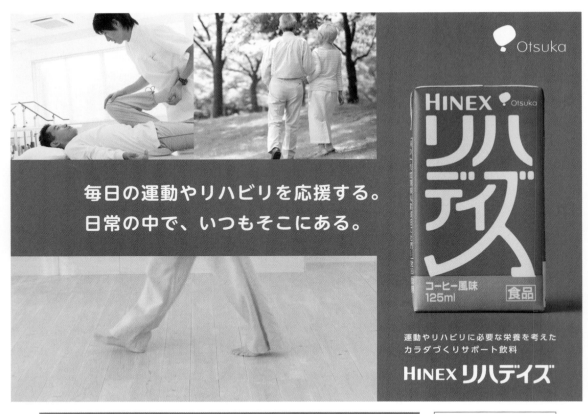

毎日の運動やリハビリを応援する。
日常の中で、いつもそこにある。

運動やリハビリに必要な栄養を考えたカラダづくりサポート飲料

HINEX リハデイズ

リハデイズの特長

カラダ作りに配慮した組成
1. エネルギーに配慮 ※1
2. ロイシンを配合
3. シトルリンを配合
4. ビタミンD、カルシウムを配合

運動やリハビリに
1. 摂取しやすい容量（125mL）
2. 高齢者へ配慮した風味 ※2
   （コーヒー風味）

※1 体重50kgの方がウォーキングを1時間行った場合に消費されるエネルギー量（160kcal）に設定しています。
※2 調査会社による定性調査(n=10)および入院施設での調査(n=21)において、コーヒー風味の味が良くまた継続して飲用できると評価をされました。

栄養成分表示 1パック(125mL)当たり

エネルギー	160 kcal
タンパク質	11.0 g
脂質	2.22 g
炭水化物	24.0 g
食塩相当量	0.084〜0.204 g
カルシウム	200 mg
ビタミンB₁	0.65 mg
ビタミンB₂	0.70 mg
ビタミンB₆	0.90 mg
ビタミンD	20.0 μg
ロイシン	2300 mg
シトルリン	1000 mg

※ロイシンは、タンパク質における量を含みます。

【使用上の注意】
①開封後はすみやかにご使用下さい。全量を使用しない場合は冷蔵庫に保存し、その日のうちにご使用下さい。
②容器に漏れ、膨張がみられるもの、開封時に内容液の色・味・においに異常がみられたもの、または凝固、分離しているものはご使用にならないで下さい。
③原材料由来の成分が沈殿したり、液面に浮上することがありますが、栄養上に問題はありません。
④果汁などの酸性物質や多量の塩類などの混和は凝固することがありますので避けて下さい。
⑤容器のまま電子レンジや直火にかけないで下さい。

開封前によく振ってご使用下さい。

本品は乳成分を含みますので、アレルギーを示す方は使用しないで下さい。

販売者 株式会社大塚製薬工場　販売提携 大塚製薬株式会社

■リハデイズに関するお問い合わせ先：（株）大塚製薬工場 お客様相談センター　0120-872-873

2018年3月作成 HRA8318C05

特集 栄養療法 まずはここから！

食事の工夫と経口栄養補助食品（ONS）の上手な使い分け

西岡心大

① 低栄養・サルコペニアを有する患者への治療食処方は慎重に検討する
② 術後食・嚥下食は栄養摂取不足のリスクがあることを認識する
③ 経口栄養補助食品（ONS）は治療やリハを含む包括的介入の一環として提供する

はじめに

　食事は治療の一環として重要な役割を担っています．病院では一般食・治療食を問わずさまざまな種類の食事がありますが，慣例的に設定されているものもいまだに多くあります．一方，食事摂取量が不十分だったり，治療を促す目的で特定の栄養素を強化したい場合には**経口栄養補助食品（ONS）**が用いられます．近年ではさまざまな組成・味・形態をもつ膨大な数のONSが市販されるようになり，使い分けに工夫が必要となっています．本稿では病院食の種類や形態，ONSの一般的な考え方やエビデンス，処方の実際について解説したいと思います．

1　病院食の種類と形態

　病院食は「医療の一環として提供されるべきものであり，それぞれ患者の病状に応じて必要とする栄養量が与えられ，食事の質の向上と患者サービスの改善をめざして行われるべきもの」と定義され，医師の処方箋に基づき提供されます[1]．患者ごとに算定された栄養量に基づき，病院内で定められた「約束食事箋」から該当する食事を選択して処方することが一般的となっています．**病院食の種類（食種）は一般食と治療食に大別されます**（表1）．
　一般食は特別な制限のない食事のことで，成人向け・小児向けの食事があります．消化

表1　病院で提供される食事例

一般食	治療食
・常食 ・軟菜食 ・全粥食 ・分粥食（3分粥・5分粥・7分粥） ・流動食 ・小児食 ・幼児食 ・妊産婦食	・食塩制限食 ・蛋白制限食 ・エネルギー制限食 ・脂質制限食 ・一般術後食（流動食，分粥食，全粥食，軟菜食などバリエーションあり） ・胃切除後5回食（流動食，分粥食，全粥食，軟菜食などバリエーションあり） ・貧血食（鉄付加） ・大腸内視鏡検査食 ・低残渣食 ・嚥下調整食

分類や名称は各施設で異なることもある．

に配慮した全粥食・軟菜食・分粥食・流動食なども一般食に含むことが多いようです．

　治療食にはエネルギー，塩分，脂質，蛋白質などの栄養素を制限したもの，胃切除術後に提供する5回食のように特定の病態に対応したもの，そして摂食嚥下障害の程度や特徴に対応した嚥下調整食などが含まれます．これらに加えて，主食の種類（並飯＝普通のご飯，軟飯，全粥，分粥，パン・麺など），形態（一口大刻み，刻み，ペーストなど）を検討することになります．主食の種類はたいてい食種にひもづいて設定されています．このように病態や消化・吸収能，咀嚼障害や摂食嚥下障害の有無・程度を考慮して食事を処方することになります．

2　治療食のエビデンス

　ここでは代表的な治療食とそのエビデンスをあげたいと思います．

1）食塩制限食

　食塩制限食（減塩食）は高血圧症や心血管疾患に適応となる食事で，診療報酬上では食塩（塩化ナトリウム）6 g/日未満と規定されています．ナトリウム摂取は高血圧や心血管疾患，脳卒中の危険因子であり，1日に2.3 g（食塩5.4 g相当）控えると収縮期血圧は3.82 mmHg低下します[2]．そのため高血圧症，冠動脈疾患，心不全，脳卒中症例などに減塩食が適応となります．ただし，適応疾患があっても食事摂取が不良である場合，低ナトリウム血症（希釈性を除く）を認める場合，終末期の場合などでは食塩制限しない方がよいことがあります．特に高齢者にとって減塩食は味気なく，食事摂取量低下や体重減少のリスクとなります[3]．また，時に減塩食の患者さんに塩化ナトリウムが処方されることがありますが，まず先に食事の塩分制限を解除することを検討しましょう．

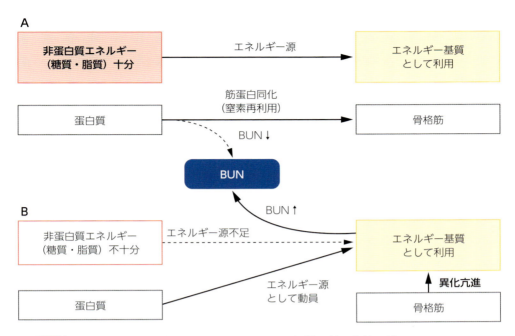

図1　非蛋白質エネルギーの多寡による摂取蛋白質の利用方法の違い
A) 十分な非蛋白質エネルギーが摂取できていれば，生命活動に必要なエネルギーはそこから供給されるため，摂取蛋白質由来の窒素は筋蛋白同化に用いられ，BUNとして血中に現れる量は多くない．
B) 蛋白質摂取量がAと同じであっても非蛋白質エネルギーが不十分な場合，生命活動に必要なエネルギーは摂取蛋白質の燃焼や骨格筋分解によっても供給され，結果的にBUNは上昇する．

2）蛋白制限食

❶ 腎不全

　蛋白制限（コントロール）食は主に腎不全や蛋白不耐症を呈する肝不全に対して処方されます．腎不全ではBUNの上昇を予防する目的で蛋白制限食が処方されます．慢性腎臓病（CKD）の場合，eGFRが60 mL/分/1.73 m² 以上（ステージ1，2）なら蛋白質制限不要，45〜60 mL/分/1.73 m²（ステージ3a）なら蛋白質0.8〜1.0 g/体重kg，45 mL/分/1.73 m² 未満（ステージ3b〜5）なら0.6〜0.8 g/体重kgが推奨されています[3]．ただし，蛋白質の過度な制限は低栄養やサルコペニアを招く恐れがあり，CKDステージ3〜5の高齢者では蛋白質制限をしなくてもよい，という意見もあります[4]〔「高齢者の低栄養と入院中に多職種で行う栄養療法」（pp.2008〜2016）参照〕．

　慢性腎不全の急性増悪，急性腎障害などにより著しい高BUN血症をきたしていて，かつ血液浄化療法を実施しない場合は蛋白制限食を処方する必要性が高く，反対にステージ1〜3aの高齢CKD患者や低栄養患者，食事摂取不良患者では蛋白質制限を行わないことも選択肢となります．さらに蛋白制限食の場合，糖質・脂質由来のエネルギー摂取が不十分だと蛋白質の異化を招くため，エネルギー補給も重要です（図1）．糖質・脂質由来の非蛋白質エネルギー量を増やすと蛋白質摂取量が変わらなくてもBUNが低下することは病棟でよく経験します．

表2 分岐鎖アミノ酸製剤および肝不全用栄養剤に含まれるエネルギーとアミノ酸量

	1包あたり		1日量当たり	
	エネルギー	アミノ酸	エネルギー	アミノ酸
リーバクト®	16 kcal	4 g	48 kcal（3包）	12 g（3包）
リーバクト®配合経口ゼリー	17 kcal	4 g	51 kcal（3個）	12 g（3個）
アミノレバン®EN配合散	213 kcal	13.5 g	639 kcal（3包）	40.5 g（3包）
ヘパンED®配合内用剤	310 kcal	11.4 g	620 kcal（2包）	22.8 g（2包）

> **ここがピットフォール**
> 低栄養，サルコペニア，食事摂取不良を呈する高齢者への食塩制限食，蛋白制限食の処方は慎重に検討する！

❷ 肝不全

　一方，肝不全に対する蛋白制限食は血中アンモニア濃度の増加や肝性脳症の予防・改善を目的としたものですが，長期に継続すると低栄養を招き予後を悪化させる恐れがあるため，肝性脳症昏睡期を除いて長期管理として行わないことが推奨されています[5]．つまりほとんどの方に蛋白質制限は不要ですが，分岐鎖アミノ酸製剤（リーバクト®，リーバクト®配合経口ゼリーなど）および分岐鎖アミノ酸を含む肝不全用栄養剤（アミノレバン®EN，ヘパンED®）を処方している場合は，これらに含まれるアミノ酸を必要蛋白質量から差し引き，食事からの蛋白質提供量を計算する必要があります（表2）．肝硬変の場合，蛋白質摂取量は1.2～1.5 g/体重kgが目安となりますので[6]，体重60 kgで分岐鎖アミノ酸製剤3包（アミノ酸12 g相当）処方されている患者さんでは，蛋白質指示量は60～75 g程度が目安となります．また肝不全用栄養剤は主に糖質由来のエネルギーを含んでおり，食事と組み合わせて1日必要栄養量となるように調整します．

> **症例1**
> 　60歳男性，身長160 cm，体重65 kg．既往にC型非代償性肝硬変あり．意識障害で搬送され，肝性脳症の診断で入院加療となった．アミノレバン®静脈投与により意識レベルは改善し，食事を開始する予定．
> **必要栄養量**：基礎代謝量1,365 kcal×活動因子1.4×侵襲因子1.1≒2,100 kcal．
> **必要蛋白質量**：72～90 g/日（1.2～1.5 g/kg）．
> **持参薬**：ヘパンED® 2包（朝・夕）（620 kcal，アミノ酸23 g相当）．
> **食事箋**：エネルギー1,400～1,600 kcal，蛋白質50～70 g（腹水を認めれば食塩制限を考慮）．

> **ここがポイント**
> 非代償性肝硬変患者には分岐鎖アミノ酸製剤または肝不全用栄養剤のエネルギー・アミノ酸量を必要量から差し引いた蛋白質量の食事を処方する．

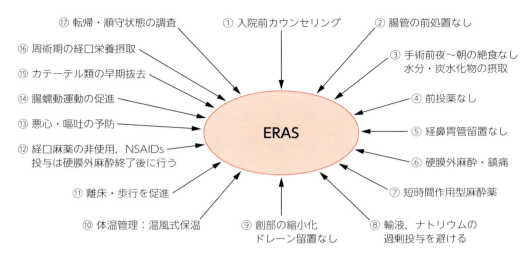

図2 ERASの構成要素
③，⑧，⑯が周術期栄養管理の関連項目．
文献8より引用．

3 術後食・嚥下食のエビデンス

1）術後食

　消化管切除術後には消化管への負担を減らし，縫合不全を避けるため流動食・分粥（3分粥・5分粥・7分粥）・全粥といった段階食が提供されます．このような「**食上げ**」の考え方は世界共通のものだと考えられています[7]．以前は各施設・主治医の慣習に従って食上げされており，絶食期間が長い傾向にありましたが，2005年に術後回復促進プロトコールであるenhanced recovery after surgery（ERAS）が公表され，術後食の世界は大きく進化しました．ERASは術後の回復に関連する17の推奨項目によって構成されており，術直前までの飲水や術後早期の経口摂取開始が含まれています（図2）．例えば大腸切除では2時間前まで飲水可とし，術直後可能な限り早期から一般食を摂取することを推奨し[9]，胃切除後では術後1日目から飲食することを推奨しています[10]．このような知見に加え，在院日数の短縮傾向，低侵襲手術の普及などの要因により，以前より食事開始や食上げは早まっているようです[11]．

　そもそも重湯から開始してステップアップすることに関しても確固たる根拠はなく，逆に弊害もあります．重湯とはお粥を炊いた上清みですが，エネルギーは21 kcal/100 gでキャベツ（23 kcal/100 g）と同等です．また3分粥，5分粥，7分粥は重湯と全粥（いわゆるお粥）がそれぞれ7:3，5:5，3:7の割合で混ざっていると考えてよく，違いは米粒の量だけです．エネルギーを充足することだけがすべてではありませんが，重湯や分粥が長く続くことは栄養摂取不足のリスクともなります．**術後の絶食期間は可能な限り短くし，患者さんの耐性を確認しながらなるべく早期に必要栄養量を口から充足できるような食事を処方するのが望ましいと考えます．**

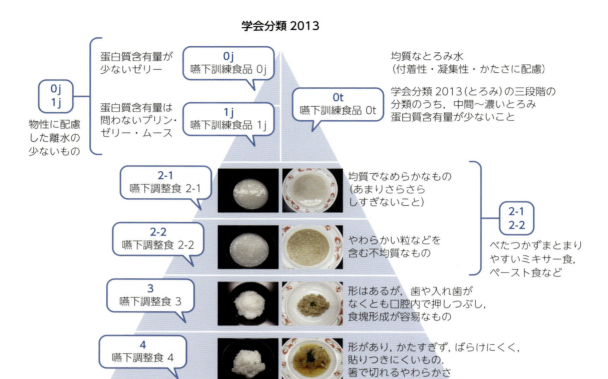

図3 日本摂食・嚥下リハビリテーション学会嚥下調整食分類2013[12]
jゼリー：jerry, tとろみ：thickness.

2）嚥下調整食

　2013年に日本摂食嚥下リハビリテーション学会により嚥下調整食の学術的な分類（図3）と，とろみの分類が示されています[12]．物性ごとにコードが割り振られており①0t：とろみつきの水分，②0j：口で溶けないゼリー，③1j：プリン・ムース，④2-1：なめらかなペースト，⑤2-2：粒があるペースト，⑥3：舌で硬口蓋に押しつぶせるもの，⑦4：形があり多少咀嚼が必要なもの，というイメージです．すべての形態をどの病院でも提供できるわけではありませんが，入院基本料の要件として作成される栄養管理計画書に2018年4月から嚥下調整食コードを記載することが必須となりましたので，院内の嚥下調整食がどのコードに対応しているのかは確認しやすくなりました．注意点として，嚥下しやすいものほど含有栄養量が少なく，水分摂取も不足するリスクがあるため**特にコード0j～3まではそれ単独の処方で必要水分・栄養量を充足できない可能性があることを念頭におく必要があります**．嚥下調整食喫食者は常食喫食者と比べ摂取エネルギーが約500 kcal低いという報告もあります[13]．可能であれば嚥下調整食から一般食へとなるべく早くステップアップすること，もし長期に嚥下調整食を処方する際は，ONS，経管栄養，静脈栄養のいずれかの併用を考慮することが肝要です．

> **症例2**
>
> 70歳女性，身長155 cm，体重45 kg．呂律困難を認め救急搬送され，心原性脳梗塞の診断でrt-PA療法を施行．言語聴覚士の評価によりコード3相当の嚥下調整食が摂取可能と判断されたため，経口摂取を進めたい．
> **必要栄養量**：基礎代謝量1,055 kcal×活動因子1.3×侵襲因子1.1≒1,500 kcal．
> **必要蛋白質量**：45〜68 g（1.0〜1.5 g/kg）．
> **食事箋**：嚥下調整食（嚥下調整食分類コード3相当）…1,200 kcal，蛋白質40 g．
> ※数日以上コード3相当の嚥下調整食が続く見込みであれば，コード3相当のONS，経管栄養または末梢輸液（ビーフリード®など）を併用．

 ここがピットフォール

嚥下調整食のみを処方する場合，水分・栄養摂取不足に注意！

4 ONSのエビデンスと実際

　ONSは経口から摂取し栄養補給を助ける製品の総称で，それ単独で必須栄養素すべてを補給できるものと，特定の栄養素を補給する目的のものとがあります（表3）．ほとんどのONSは食品扱いですが薬剤の一部にはONSとして使用できるもの（ヘパンED®，アミノレバン®EN，エレンタール®など）があり，前者は濃厚流動食，後者は（経管あるいは経腸）栄養剤と呼ばれることもあります．

　ONSの効果はさまざまな対象者において報告されています．例えば大腿骨骨折患者ではONSにより複合アウトカム（死亡＋合併症）が減少することが（リスク比0.67，95%信頼区間0.51〜0.89）[14]，脳卒中患者では褥瘡発生率が減少し（オッズ比0.56，95%信頼区間0.32〜0.96），エネルギー・蛋白質摂取量が増加すること[15]がコクランレビューにより報告されています．また，ONSには甘味が強い製品が多く，口に合わない患者さんもいますが，食事そのものにエネルギー・蛋白質強化製品を加えて調理する方法（栄養強化）や間食を用いることでも摂取エネルギー・蛋白質の増加が期待できます[16]．

　一方，特定の栄養素を付加したONSもあります．例えばがん患者では抗炎症作用を有するn-3系脂肪酸含有ONSと高蛋白質を含むONSに体重増加効果がみられ（＋1.9 kg，95%信頼区間0.5〜3.3 kg），QOL維持に有効な可能性があると報告されています[17]．血液透析患者では水分含有量とナトリウム，カリウムなどの含有量が少ないONS摂取により血清アルブミン濃度の上昇効果は認められていますが，死亡や機能予後に対する影響は不明確です[18]．また，褥瘡患者に対して用いられるアルギニン，亜鉛，蛋白質など創傷治癒促進作用が期待される栄養素を強化したONSは，創傷の縮小促進作用があるようです[19]．その他，慢性腎臓病（CKD）患者向けの低蛋白質・低電解質・高エネルギー製品，糖尿病患者向けの難消化性糖質使用製品，サルコペニアやリハ対象者向けの分岐鎖アミノ酸・ロ

表3 ONSの種類と代表的製品名

ONSの目的	代表的製品名
① 総合栄養補給	
標準濃度（1〜1.6 kcal/mL）	クリミール®, メイバランス®mini, ペムパル®, テルミール®ミニ, 笑顔倶楽部®, リカバリー®Mini など （薬）：エンシュア®, エンシュア®H, エネーボ®, ラコール®NF
濃厚タイプ（2.0 kcal/mL〜）	テルミール®2.0α
② 特定の栄養素供給《対象者》	
高アルギニン, 高亜鉛, HMB付加等 《褥瘡患者》	アルジネード®, アバンド®, エンジョイArgina®, ブイ・クレス®Bio など
低蛋白質・低リン・低カリウム・低ナトリウム 《慢性腎不全患者》	レナウェル®A, レナウェル®3, リーナレン®LP, リーナレン®MP, レナジーbit® など
難消化性糖質使用 《糖尿病患者》	リソース・グルコパル®, ディムス®, インスロー® など
n-3系脂肪酸, 高蛋白質 《がん悪液質患者》	プロシュア® など
高分岐鎖アミノ酸, 低芳香族アミノ酸 《非代償期肝硬変患者》	ヘパス® など （薬）：アミノレバン®EN, ヘパンED®
高分岐鎖アミノ酸, 高ロイシン, 高ビタミンD 《サルコペニア患者》	メディミル®ロイシンプラス, アミノエール®ロイシン40, リハサポート®, リハデイズ® など

（薬）：薬価収載品．①の薬価収載品に関してはONSとして用いると適用外となる場合があるので注意が必要．

イシン・ビタミンD強化製品などがあります．

　ただし栄養サポート全般（栄養指導・ONS・経管栄養）に関しては低栄養入院患者には栄養摂取量増加や体重増加に効果を認めるものの，死亡などより上位のアウトカムには影響しないとするメタ解析もあります[20]．ONSは万能薬ではなく，治療やリハビリテーションを含む包括的アプローチの一環として使用して，はじめて効果を発揮すべきものだと考えます．

おわりに

　さまざまな治療食とONSのエビデンスや使い分けの工夫について解説しました．栄養は生命の根源であり，治療の下支えとなります．食事やONSを日常診療の一環として有効活用していただければ幸いです．

【コラム】栄養療法のおすすめ勉強法

栄養関連学会を中心として医師向けの体系的な栄養療法学習機会が提供されています．日本静脈経腸栄養学会・日本外科代謝栄養学会・日本病態栄養学会・日本病院会などで医師向け，または医師が参加可能な臨床栄養に関する研修会を実施しています（下記）．

また本格的に栄養療法を学習したい人には，TNTやLLLがおすすめです．TNTは米国で開発された臨床栄養学習コースで，症例検討を交えて2日間集中的に学習することができます．全国各地で定期的に開催されていますが，人気が高く参加枠がすぐに埋まってしまうようです．

またLLLは欧州臨床栄養代謝学会が開発した生涯学習プログラムで，オンラインコースとライブコース（講義）にわかれています．テキストはすべて英語ですが，欧州を中心とした臨床栄養の第一人者の先生方がテキストを執筆しており，数年ごとに内容がアップデートされるため最新の知識が学習できます．登録は無料で誰でもすぐに開始することができます．オンラインコースは約40のトピックのなかから，興味のあるものを自由に選択します．ライブコースは日本でも年2回開催しており，講義は日本語で行われます．どちらのコースも終了時にテストがあり，合格点に達すると単位が修得できます．単位を一定数取得すると最終試験の受験資格が得られ，欧州での試験に合格すれば"European ESPEN diploma in Clinical Nutrition and Metabolism"の修了証がもらえます．日本人のdiploma取得者は19名（2018年9月現在）で半数以上が医師の先生方です．筆者は現職で臨床栄養の現場教育を担うことになり体系的学習の必要性を痛感し2011年からLLLを開始しました．英語が苦手なため英文テキストには大変苦労し，投げ出したいと思ったことも多々ありましたが，2014年にジュネーブで行われた最終試験に合格した際は苦労が報われたことに大きな喜びを感じました．「栄養」を極めたい先生方はぜひdiplomaにチャレンジしてみてください．

日本静脈経腸栄養学会
・医師教育セミナー
・TNT（https://www.jspen.or.jp/education-training/tnt/about-tnt/）
・LLL（https://www.jspen.or.jp/education-training/lll/about-lll/）

日本外科代謝栄養学会
・教育セミナー（http://www.jsmmn.jp/index.html）

日本病態栄養学会
・NSTセミナー（http://www.eiyou.or.jp/seminar/sem_nst.html）

日本病院会
・医師・歯科医師とメディカルスタッフのための栄養管理セミナー（http://www.hospital.or.jp/seminar/）

■ 文 献

1) 厚生労働省:「入院時食事療養費に係る食事療養及び入院時生活療養費に係る生活療養の実施上の留意事項について」の一部改正について．
   https://www.mhlw.go.jp/file/06-Seisakujouhou-12400000-Hokenkyoku/0000114858.pdf
2) Mozaffarian D, et al：Global sodium consumption and death from cardiovascular causes. N Engl J Med, 371：624-634, 2014
3) 「エビデンスに基づくCKD診療ガイドライン2018」（日本腎臓学会/編），東京医学社, 2018
4) Deutz NE, et al：Protein intake and exercise for optimal muscle function with aging：recommendations from the ESPEN Expert Group. Clin Nutr, 33：929-936, 2014
5) 「肝硬変診療ガイドライン2015」（日本消化器病学会/編），南江堂，2015
6) Plauth M, et al：ESPEN Guidelines on Enteral Nutrition：Liver disease. Clin Nutr, 25：285-294, 2006
7) 丸山道生：世界の術後食の現状—世界と比較して再考する．臨床栄養，118：465-471, 2011
8) Fearon KC, et al：Enhanced recovery after surgery：a consensus review of clinical care for patients undergoing colonic resection. Clin Nutr, 24：466-477, 2005
9) Gustafsson UO, et al：Guidelines for perioperative care in elective colonic surgery：Enhanced Recovery After Surgery（ERAS®）Society recommendations. World J Surg, 37：259-284, 2013
10) Mortensen K, et al：Consensus guidelines for enhanced recovery after gastrectomy：Enhanced Recovery After Surgery（ERAS®）Society recommendations. Br J Surg, 101：1209-1229, 2014
11) 堀川昌宏，他：術後食はいつ開始するべきか？—消化器外科術後の食事会議時期と形態について再考する．臨床栄養，118：453-457, 2011
12) 藤谷順子，他：日本摂食・嚥下リハビリテーション学会嚥下調整食分類2013. 日摂食嚥下リハ会誌，17：255-267, 2013
13) Wright L, et al：Comparison of energy and protein intakes of older people consuming a texture modified diet with a normal hospital diet. J Hum Nutr Diet, 18：213-219, 2005
14) Avenell A, et al：Nutritional supplementation for hip fracture aftercare in older people. Cochrane Database Syst Rev, 11：CD001880, 2016
15) Geeganage C, et al：Interventions for dysphagia and nutritional support in acute and subacute stroke. Cochrane Database Syst Rev, 10：CD000323, 2012
16) Mills SR, et al：Can fortified foods and snacks increase the energy and protein intake of hospitalised older patients? A systematic review. J Hum Nutr Diet, 31：379-389, 2018
17) de van der Schueren MAE, et al：Systematic review and meta-analysis of the evidence for oral nutritional intervention on nutritional and clinical outcomes during chemo(radio)therapy：current evidence and guidance for design of future trials. Ann Oncol, 29：1141-1153, 2018
18) Stratton RJ, et al：Multinutrient oral supplements and tube feeding in maintenance dialysis：a systematic review and meta-analysis. Am J Kidney Dis, 46：387-405, 2005
19) Cereda E, et al：Efficacy of a Disease-Specific Nutritional Support for Pressure Ulcer Healing：A Systematic Review and Meta-Analysis. J Nutr Health Aging, 21：655-661, 2017
20) Bally MR, et al：Nutritional Support and Outcomes in Malnourished Medical Inpatients：A Systematic Review and Meta-analysis. JAMA Intern Med, 176：43-53, 2016

Profile

西岡心大（Shinta Nishioka）

長崎リハビリテーション病院 人材開発部／栄養管理室
管理栄養士・修士（栄養学）・ESPEN diploma. 栄養の楽しさ・奥深さに魅せられて10数年，現在は回復期リハ専門病院で栄養ケアの現場教育・研究・マネジメントを行っています．あらゆる領域で栄養ケアが当たり前のものになるよう尽力したいと思っています．

特集　栄養療法 まずはここから！

経腸栄養（EN）コトはじめ
適応と工夫を知って楽しもう

宮澤　靖

① 経腸栄養法は合併症が少なく，正常な維持や安全な管理が可能である
② 早期経腸栄養施行に心がけ安易な絶食は避ける
③ 合併症発症時は「投与速度」を再検討する

はじめに

　経腸栄養（EN）は経静脈栄養（PN）に比して生理学的に経口摂取に近く，消化管ホルモン動態なども，より正常に維持することができます．また，合併症が少なく，より安全に管理できることが特徴です．
　長期間絶食を強いると，小腸上皮粘膜の萎縮が生じて細菌のエンドトキシンが腸管粘膜を通過する現象（bacterial translocation）が起こる可能性が報告[1]されており，経腸栄養がこれを防止するとされています．経腸栄養の歴史は長いのですが，日本に導入された当初は，栄養剤やデバイスの品質に問題があり長らく静脈栄養法が主流を占めてきました．しかし近年は，患者の高齢化がすすみ，その重要性が再認識されています．

1　腸管使用が優先される根拠

1）栄養投与ルートの選択

　一般に経管投与による経腸栄養法の適応となる病態は，経口摂取不能あるいは困難で，かつ投与された栄養剤を消化，吸収することができる一定以上の長さの腸管がある場合です．具体的には食道癌や胃癌などの上部消化管通過障害，大腸疾患の術前術後，炎症性腸疾患，縫合不全，消化管外瘻などが経腸栄養法の主な適応です．これらはすべて静脈栄養法の適

表1 経腸栄養が適応となる疾患

1. 経口摂取が不可能または不十分な場合 　1）上部消化管の通過障害 　　　口唇裂，食道狭窄，食道癌，胃癌など 　2）手術後 　3）意識障害患者 　4）化学療法，放射線治療中の患者 　5）神経性食思不振症	4. 吸収不良症候群 　　短腸症候群盲管症候群，慢性膵炎， 　　放射線腸炎など
	5. 代謝亢進状態 　　重症外傷，重症熱傷など
	6. 周術期
	7. 肝障害，腎障害
2. 消化管の安静が必要な場合 　1）上部消化管術後 　2）上部消化管縫合不全 　3）急性膵炎	8. 呼吸不全，糖尿病
	9. その他の疾患 　　蛋白漏出性胃腸症，アレルギー性腸炎
	10. 術前，検査前の管理 　　colon preparation
3. 炎症性腸疾患 　　クローン病，潰瘍性大腸炎など	

文献2より引用．

応と重複しますが，基本的に腸管内投与が可能な場合は第一選択を経腸栄養法とします．また腸管を安静に保つことが好ましい，あるいは安静が必要な場合は，静脈栄養法を選択します．食思不振が長く続き，経口的に十分摂取できない症例などはいずれの栄養法も適応がありますが，可能な限り経腸栄養法を考慮すべきです．経口摂取が可能で，摂取量が少なければ，まずは経口からの経腸栄養剤投与などによる栄養補助を考え，重度の嚥下障害などで栄養が口から摂取できないときには，経管法での経腸栄養法となります（**表1**）．

2）腸管使用が優先される根拠

日本集中治療医学会のガイドライン[3]では，「栄養投与ルートは，経腸と経静脈のどちらを優先するべきか？」というclinical questionに対し「**経腸栄養を優先することを強く推奨する（1A；推奨後・エビデンスレベル）**」とされています．この背景として，死亡率が検討された34報のうち32報で有意差が認められなかったこと，Simpsonら[4]のメタ解析では，静脈栄養群で有意に死亡率が低かったが，24時間以内の早期経腸栄養との比較では有意差がなかったことなどをあげています．一方で，感染症発症率は33報のRCTで検討されていますが，このうちの5報で経腸栄養群での有意な低下が認められました．さらに，6報のメタ解析でも経腸栄養群で有意な減少を認めています．また，Iovinelli[5]らのRCTと，Peter[6]らのメタ解析では経腸栄養群での有意な在院期間の短縮を示しています．以上より，「経腸栄養を行うという行為は，静脈栄養と比べて最終的な転帰の改善には至らないが，感染症の抑制や病院滞在期間の短縮，医療費の面で優位性があることから，経腸栄養が施行可能である限りは経腸栄養を優先することが勧められる」とされています[3]．経腸栄養を優先するということは「腸管使用を優先する」ということであり，これは有用性がある（**表2**）ことを意味します．

表2　腸管使用の有用性

1. 身体の消化・吸収能を利用する生理的な投与方法
2. 高エネルギー投与が可能で，施行・維持管理が比較的容易
3. 代謝上の合併症が少ない
4. 腸管の機能を保ち，bacterial translocation発生を抑制
5. 経済的

3) bacterial translocation

　特に腸管使用が優先されないとbacterial translocationの惹起が懸念されます．bacterial translocationとは重症患者の治療において絶食を余儀なくされるなかで，腸管粘膜の防御力の破綻，全身や局所における免疫力の低下，腸管運動障害による腸管細菌の異常増殖などによって，本来消化管のなかにとどまる腸内細菌が腸管粘膜上皮のバリアを超えて血流やリンパ管を介して体内に移行し感染を引き起こす状態を指します．1979年にBerg[7]らによって提唱された概念ですが，最近では菌体の直接侵入だけでなく，菌体やその成分が腸管粘膜の免疫応答細胞に貪食されたり，リンパ管を介してリンパ節で補足されたりすることで炎症性サイトカインが産生され，これらが全身に広がり炎症反応を引き起こすこともbacterial translocationの一部とされています．

2 経腸栄養の開始のタイミングと増量方法

1) 経腸栄養の開始のタイミング

　日本集中治療医学会のガイドライン[3]では，「経腸栄養の開始時期はいつが望ましいか？」というclinical questionに対し，「重症病態に対する治療を開始した後，可及的に24時間以内，遅くとも48時間以内に経腸栄養を開始することを推奨する（1B）」とされています．背景としては，重症患者に対する早期経腸栄養開始による，感染性の合併症減少および死亡率低下があげられています．Doigらが行った外傷，熱傷，膵炎，重症症例を対象とした研究のメタ解析では，24時間以内の早期経腸栄養開始は有意に死亡率を下げる[8]と報告しています．同じく，Khalidらは呼吸器装着後48時間以内に開始した707症例と48時間以降に経腸栄養を開始した467例を比較して早期経腸栄養の方が死亡率が低いと報告[9]しています．

2）不安定な循環動態症例に対する開始時期

　日本集中治療医学会のガイドライン[3]では,「不安定な循環動態での経腸栄養は可能か？」というclinical questionに対し,「高容量の昇圧薬投与,大量輸液,大量輸血が必要な場合など,循環動態不安定な患者に対しては,蘇生されて血行動態が安定するまでは経腸栄養の開始を控えることを弱く推奨する（2C）」とされています.カテコラミン投与中の症例でも7割は経腸栄養投与可能[10]であり,ショック患者における経腸栄養投与は非ショック症例に比して胃残量は大きいものの投与量に差はみられなかったという報告[11]やカテコラミン使用中の症例の40％で経腸栄養によって目標投与量を達成したという報告[12]があり,カテコラミン投与中でも栄養素の腸管からの吸収は可能であると考えられています[13].ただし,現時点では参考にできるRCTがないため明確に施行できるとは言えない現状です.逆に「不安定な循環動態症例＝絶食」と一概にはいえないということです.

3）経腸栄養法の増量法と滴下速度

　投与スケジュールは,各施設によりまちまちで,標準的なものは存在しません.しかし,**低速度で少量から開始して徐々に速度と投与量を上げていく**という点ではおおむね共通していると思われます.特に開始時の速度,投与量,濃度はきわめて重要で,速度や濃度が適切でないと消化器系の副作用が高頻度に発生します[14].以下に,筆者らの施設で行っている投与スケジュールを紹介します.

　筆者らは,経腸栄養開始前の腸管の使用状況を特に重視して,2つの投与スケジュールを使い分けています.脳血管障害などで経口摂取不能な病態になる直前まで経口摂取をしており,かつ消化管に異常がない症例では,半消化態栄養剤の投与を40〜50 mL/時から開始して1〜3日でステップアップし,5〜10日でfull strength（維持投与量）に到達し,可能であれば間欠投与に移行します.

　1カ月以上の長期間にわたり腸管を長期使用していなかった場合でTPN（高カロリー輸液投与）を施行された症例,または高齢者に多いPEM（protein energy malnutrition：蛋白エネルギー栄養障害）症例,または長期間にわたり経口摂取が不十分な症例は,腸管絨毛の減少,腸粘膜の菲薄化が起こりやすく,通常のプロトコールで投与していては,消化器系の副作用が起こる可能性が高いです.これが経腸栄養剤に対する許容性を低くする大きな要因となるため,**成分栄養剤や消化態栄養剤の粉末栄養剤を約1/3〜1/2（0.3〜0.5 kcal/mL）という低濃度にして,かつ20 mL/時という低速度で開始し,速度は2〜3日ごとに5〜10 mL/時と緩徐にステップアップしていき**,1,000〜1,500 mL/日程度の用量に馴化したら通常の濃度に戻していく,という方法をとっています.これにより大きな合併症もなく安定した経腸栄養法を行うことが可能です.

4）持続投与か間欠投与かの決め方

　一般的には「投与開始直前まで腸管を使用していた症例は間欠投与,それ以外は持続投与」という考え方が主流だと思います.持続投与法の利点は合併症の消化器症状が軽減で

きる点（表3）[15]）にあります．また，**侵襲時における高血糖抑制にも効果（図）**が期待できます．持続投与する際や投与速度を厳密に設定したいとき，特に，小腸への投与を行っているときや投与初期段階では，投与速度・量の変化を設定できる経腸栄養法専用ポンプを使用します．経腸栄養ポンプによる投与は合併症を軽減するほか，看護師などの医療スタッフの業務軽減にも寄与するものであり経腸栄養剤投与では必須のマテリアルであると考えられます．持続投与は，一般的に24時間連続投与となるため，栄養剤総量を24で割ったものが1時間当たりの投与速度となります．おおむね投与1週間は，20 mL/時から開始して50 mL/時に消化器症状をモニタリングしながら暫時，速度を増量していきます．間欠投与は，食事の時間にあわせて3〜5回/日投与します．1回当たり2時間前後で投与が終了するように投与します．

表3　持続投与法の利点

	Pump群	自然滴下群	有意差
時間投与量（mL/時）	205 ± 11	317 ± 60	NS
鼓腸	8 ± 2	36 ± 4	$p < 0.0006$
上腹部膨満	4 ± 3	32 ± 4	$p < 0.0003$
逆流	1 ± 1	12 ± 4	$p < 0.0001$
嘔吐	0	5 ± 2	$p < 0.0002$
誤嚥	0	1 ± 1	NS
肺炎	0	2 ± 1	NS
下痢	0	3 ± 2	$p < 0.0003$

有意水準＝$p < 0.05$　42日間中に微候の出現した日をカウント．
Pump群では自然滴下群と比べて著しく消化器症状の出現を抑えることができる．
文献15をもとに作成．

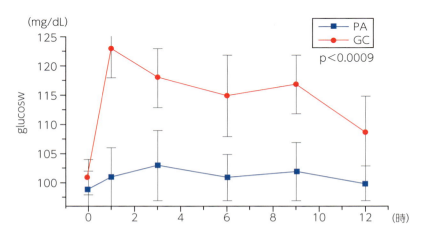

図　持続投与と間欠投与による血糖推移
PA：経腸栄養ポンプ使用持続投与，GC：間欠投与．
文献15より引用．

3 経腸栄養剤の選択方法

　経腸栄養剤は，窒素源で分類すると成分栄養剤，消化態栄養剤と半消化態栄養剤に分けられます．消化態栄養剤の窒素源は，アミノ酸とペプチドからなり，このうち窒素源がアミノ酸のみからなる栄養剤を成分栄養剤といいます．一方，半消化態栄養剤の窒素源は蛋白質です．医薬品扱い（処方箋でオーダー）と食品扱い（食事箋でオーダー）の製品が混在していますが，組成に大きな差異はありません．

1）成分栄養剤

　窒素源がアミノ酸である成分栄養剤が適応となるのは，短腸症候群や膵外分泌不全などの吸収不良症候群，Crohn病，重症急性膵炎などです．なお，代表的な成分栄養剤であるエレンタール®Pは小児用経腸栄養剤です．いずれの製剤も医薬品扱いとなります．

2）消化態栄養剤

　窒素源は低分子ペプチドであり，消化をほとんど必要としません．小腸では，60〜80％が低分子ペプチドで吸収され，さらに分解されたアミノ酸として吸収されるのは20〜30％です[16]．低分子ペプチドは吸収がすみやかで腸内滞留時間が短く，アミノ酸と比較して浸透圧を低く抑えることができるので浸透圧性の下痢発生を抑制することが期待されます．ツインライン®NF配合経腸用液は医薬品扱いで，ペプタメン®AF，ペプタメン®スタンダード，ペプタメン®インテンス，ペプチーノ®，プロトダイエット，ハイネイーゲル®は食品扱いです．

3）半消化態栄養剤

　多くの経腸栄養剤は半消化態栄養剤で，3大栄養素が消化されていない状態で配合されています．3大栄養素以外にもビタミンや微量元素が強化されており，食物繊維を含有する製品や，流動性に富む製品が多いです．また細いチューブでも容易に通過し，浸透圧も血清浸透圧に近く設定されており，味がよいことも特徴です．欠点としては，消化吸収障害がある場合には下痢の危険性が高く，また脂質エネルギー比が高い製品が多いため，脂質の吸収障害がある場合は注意が必要です．しかし，このような場合にも吸収可能な中鎖脂肪酸を多く含有する製品もあります．**完全経腸栄養法による長期管理の必要がある場合に適した経腸栄養剤**であり，病態別に対応したもの（表4）や，従来の欠点を補った新規製品が早いペースで開発されています．

4）半固形化栄養剤

　窒素源による分類とは別の基準もあり近年では，**嘔吐予防や急激な血糖上昇抑制のため粘度の高い半固形化栄養剤**が広く処方されています．半固形化栄養剤は液体栄養剤粘度が高いため，逆流が予防でき胃排泄速度も遅延するため急激な血糖上昇抑制に効果があるといわれています．しかし，現時点で「病態別組成半固形化栄養剤」がないため基礎疾患を

表4 病態を考慮した特殊組成の主要経腸栄養剤

病態	製品名	特徴
炎症性腸疾患 難治性下痢症 （消化不良便） 腸管浮腫	エレンタール® エレンタール®P	窒素源が，アミノ酸もしくは低分子ペプチドから構成され，消化酵素を必要とせず吸収が容易である．エレンタール®は脂肪含有量が少なく軽度の脂肪吸収障害で使用可能
肝不全	ヘパンED® アミノレバン®EN ヘパス®	肝不全で血中レベルが低下するアミノ酸であるロイシン・イソロイシン・バリンを高含有し，蛋白異化を抑制する．アルブミン合成を促進
腎不全	レナウェル®A レナウェル®3 リーナレン®	腎機能の低下抑制のため，高エネルギー低蛋白，低カリウム，低リンの組成
糖尿病 耐糖能異常	グルセルナ®Rex タピオン®α インスロー® リソースグルコパル®	脂質エネルギー比を増加させ，糖質の含有量を減らしたものや，吸収しにくいタピオカデキストリンに変更したもの，あるいはパラチノースを用いるなどで血糖の急上昇を抑制
呼吸不全	プルモケア® オキシーパ®	呼吸商を考慮し，高脂肪低糖質の組成であり，抗酸化物質を豊富に含有する

エレンタール®，エレンタール®P，ヘパンED®は消化態栄養剤，その他は半消化態栄養剤である．

抱えている症例については，対応が難しい現状があります．

4 経腸栄養の合併症とその対策

　経腸栄養法は，静脈栄養法に比べて生理的であり，管理も比較的安全で行いやすく合併症も少ないとされていますが，全くないわけではありません（表5）．

　栄養チューブに起因する合併症は，各施設および販売会社のリスクマネジメントの徹底により減少していると思われます．しかしながら消化器症状と代謝上の合併症は，日常診療において少なからず見受けられ特に腹部症状の多くは経腸栄養法の投与方法や適切な治療で改善する場合が多いです．ここでは，それぞれの対策について概説します．

1）経腸栄養剤の投与法に関連した腹部症状

　腹痛と下痢，腹部膨満，嘔気，嘔吐，便秘は経腸栄養法における頻度の高い副作用です．ここでは，よく出合う下痢を中心に解説します．

❶ 下痢の原因

　下痢は**経腸栄養剤の投与速度**[17]，**浸透圧**のいずれかが不適切である場合に起こりやすく，エネルギー濃度と投与速度を急速に上げすぎたときや，順応期間を十分にとっていないときにみられます．成分栄養剤のエレンタール®は維持期で1 kcal/mLに調製したもので浸透圧が760 mOsm/L前後であり，ほかの経腸栄養剤（半消化態・消化態栄養剤）でも240〜700 mOsm/Lを示すなど，血液の浸透圧（300 mOsm/L）に比べると高い製品が多いの

表5 経腸栄養法の合併症

1. 消化器症状
    1) 腹部膨満感
    2) 下痢
    3) 便秘
    4) 嘔気
    5) 嘔吐
2. 栄養チューブに起因する合併症
    1) 気管,気管枝への誤挿入
    2) 皮膚,粘膜のびらん,潰瘍,出血
    3) 逆流性食道炎
    4) チューブ閉塞
    5) 誤嚥性肺炎
    6) 消化管穿孔
    7) 点滴回路への誤接続
3. 代謝上の合併症
    1) 高血糖,低血糖
    2) 脱水,溢水
    3) 高窒素血症
    4) 肝腫大,肝機能異常
    5) 必須脂肪酸欠乏
    6) 電解質異常
    7) ビタミン欠乏症
    8) 微量元素欠乏症
    9) 高浸透圧性非ケトン性昏睡

が特徴です.

栄養剤が消化管内に急速投与されたとき,小腸上皮の毛細血管から腸管腔内への水分の拡散と腸粘膜での水分再吸収のアンバランスが生じて,腸粘膜からの水分吸収よりも水分流出が優位となり,このことが腸蠕動を亢進させ,腹痛や下痢を起こします.

❷ 下痢の対処法

消化態栄養剤では,投与速度を100 mL/時以内にすることにより下痢の発生頻度をかなり抑えることができます.投与量が多くなるほど下痢の発生頻度は高くなり,成分栄養剤では下痢を生じても糞便中に糖やアミノ酸はほとんど認められないため,栄養素は十分吸収されています.ただし下痢が増悪した場合は,水分喪失が意外に大きく,細胞外液量が体重の30%程度の乳幼児や,予備能の低い高齢者では容易に脱水状態に陥るという報告があります[18].脱水に伴い電解質も失われるため,電解質失調や代謝性アシドーシスに至ることもあり,特に肝障害や糖尿病などを合併している症例では,きわめて早く重篤な状態になります.そのため腹部膨満,腹痛,下痢などが観察された場合は,まず投与速度をチェックし,速度を落として経過観察を行います.経腸栄養ポンプで持続注入するなどの工夫も必要です.それでも症状がある場合は,栄養剤濃度を0.25 kcal/mLずつ下げます.投与速度や濃度を下げても下痢が続くときはリン酸コデイン60〜180 mL/日またはアヘンチンキ15〜40滴/日を栄養剤に添加します.

❸ 偽膜性腸炎と乳糖不耐症

下痢症状の持続するものについては,抗菌薬による腸内細菌叢の変化に起因した偽膜性腸炎か,あるいは乳糖不耐症の可能性も考慮する必要があります.偽膜性腸炎の場合は,原因となる抗菌薬を中止し,乳酸菌製剤の投与を検討,重症度に応じたバンコマイシンの内服投与を行います.乳糖不耐症の場合は,チラクターゼを投与するか,もしくは乳糖を含まない製剤に変更します.

❹ 栄養剤

　腹痛や下痢を生じるそのほかの原因として，投与する**栄養型剤の温度が低すぎる**ことがあげられます．1日量を一度に調整して冷蔵庫に保存しておいた場合や，冷蔵庫に保存していた液状の栄養剤をすぐに投与した場合に起こりやすく，粉末型剤の場合は使用の都度，常温水で溶解して使用します．液状製剤についても多くの製剤は紙パックで室温保存が可能なので室温で管理投与します．基本的なこととして1日2回は患者を診察し，腸雑音の亢進などの臨床症状に早く気づくことが大切です．

> **ここがポイント**
> 臨床的によく遭遇する合併症である下痢の予防は原則として，① 急に濃度を上げない，② いきなり大量に投与しない，③ 冷えたまま投与しない，④ 電解質以外の成分を混ぜないなどです．

2) 経腸栄養剤の細菌汚染による合併症

　夏季あるいは高温多湿な梅雨時にはイルリガートルやチューブの清潔に注意して，腐敗などの細菌汚染に特に注意します．成分栄養剤は粉末状で市販されていて，注入時にその都度微温湯に溶解して用います．そのため汚染されやすくなります．さらに，エネルギー源として高浸度の糖を含有しているため，その溶液は細菌の繁殖培地になりかねないので注意が必要です．室温では6時間以内で栄養剤を交換するなどの配慮が必要です．それまで何ら問題なく経腸投与されていた患者に突然，発熱，下痢，腹痛などの症状が出現した場合は，経腸栄養剤の細菌汚染の可能性も考え，まずその製剤や糞便の細菌培養検査を行い，抗菌薬の投与を行います．あわせて栄養チューブも新しいものと取り換え，経路の消毒も次亜塩素酸ナトリウムに1時間以上浸してしっかり行います．

3) 代謝上の合併症

　近年，経腸栄養剤の種類が増え，製品の質が向上したことから代謝上の合併症は軽減されつつあります．主な合併症としては① 高血糖，低血糖，② 脱水，③ 高窒素血症，④ 肝腫大，肝機能障害，⑤ 必須脂肪酸欠乏，⑥ ビタミン欠乏，⑦ 微量元素欠乏，⑧ 高浸透圧性非ケトン性昏睡などがあります．経腸栄養法の長期施行例，とりわけ在宅での療養や長期療養施設症例では，頻回の血液検査の施行は困難なため，発生している代謝異常を推測し，過不足のない検査の施行に努めます．代謝性合併症の処置には，緊急性を要するものと，そうでないものがあるので，代謝性合併症が生体に及ぼす影響を考慮し，適切に対処します．また，同様の合併症が再発しないよう栄養剤の組成を評価する必要があることはいうまでもありません．

5 症例

症例

70歳代女性．身長：152.5 cm，体重：55.8 kg，％理想体重：105.2％，BMI：24 kg/m²．
主 訴：呼吸苦．
診断名：うっ血性心不全，心筋梗塞疑い，肺炎．
既往歴：高血圧症，脂質異常症，骨粗鬆症，脳梗塞．
入院までの経緯：5年前に脳梗塞を発症し，自宅で長女が介護している．認知症もあり，会話は噛み合わない．食事はとろみを付けたものを摂っていたが，よくむせており，熱が出ていた．今まで心疾患を指摘されたことはない．1月に入り，倦怠感を自覚するようになった．紹介4日前より仰臥位で動悸，呼吸苦を自覚するようになり，紹介日に近医を受診．心不全を疑われ，循環器内科のある当院に紹介となった．
入院時所見：意識レベル：JCS I-2～I-3，呼吸数：16回/分，体温：37.2℃，血圧：130/70 mmHg，心拍数：110回/分（Sinus tachycardia），SpO₂：95％（O₂：3 L投与下）．両肺野で湿性ラ音（右＜左），心雑音（＋），咳嗽（＋）．
入院時心電図所見：V1,2：異常Q波，V2,3,4：陰性T波，前壁中隔梗塞の疑いあり．冠動脈造影（coronary angiography：CAG）を施行し，LMT #5→50％狭窄，LAD #6→90％狭窄・#7→75％狭窄，RCA #1→75％狭窄が観察されたためLADに対し，① Rotablator（高速回転冠動脈アテレクトミー）を施行，② distalに2.75×23 mm proximalに3.0×18 mmの薬剤溶出ステント（DES）留置．

入院時採血

Hb	9.6 g/dL	CPK	1,053 IU/L	Na	140 mEq/L
Ht	30.6％	LDH	516 IU/L	K	4.6 mEq/L
PLT	48.3万/μL	GOT	28 IU/L	Cl	104 mEq/L
WBC	9,900/μL	GPT	17 IU/L	Glu	97 mg/dL
CRP	7.2 mg/dL	BUN	22.7 mg/dL	BNP	1,876 pg/mL
Alb	2.8 g/dL	Cr	0.9 mg/dL	トロポニンT	（＋）
		eGFR	44.8 mL/分/1.73 m²		

1）主治医の治療方針

① 亜急性期の心筋梗塞が疑われ，CAG後，経皮的冠動脈インターベンション（percutaneous coronary intervention：PCI）を施行
② PCI後，全身管理目的でCCUに入室
③ うっ血性心不全に対しフロセミド静注
④ 肺炎に対して抗菌薬投与
⑤ 翌日から経口摂取開始

2）入院後の経過

第 2 病日：食事（嚥下障害食）が開始になるもむせが著明であり，管理栄養士，看護師より食事の再検討を主治医に依頼．

第 3 病日：早朝より38℃台の発熱．状況，胸部X線などの結果から「誤嚥性肺炎」の診断．昼食時より経口摂取をいったん取りやめ，経腸栄養法にて管理する．入院時のうっ血像や連日のin overを考慮して2 kcal/mLの高濃度半消化態濃厚流動食（700 mL/日 rate 30 mL/時 24時間持続投与）が管理栄養士より主治医に提案され，処方される．

第 4 病日：水様～粘液便6回/日が観察される．NSTカンファレンスにて ① 少量ずつ持続する水様～粘液便，② 肺うっ血の所見に改善なし，③ 入院時より水分のプラスバランスが持続，④ 上下肢に著明な浮腫を認める，⑤ 採血では肝うっ血を示唆する所見を認めることから「腸管浮腫による下痢の可能性を考え，腸管障害下でも吸収が容易な消化態栄養剤（500 mL/日 rate 21 mL/時）に変更」が主治医に提案され処方変更．さらに管理栄養士より「1日の投与全水分量を1,400 mLに調整」を依頼し主治医承諾．

第 5 病日：水様便少量2回（第6病日以降は下痢の観察はない）．

第 8 病日：空腹感の訴えあり，嚥下機能評価後，食事再開．

第 9 病日：3食経口摂取へ移行．NGチューブ抜去．

第13病日：退院，栄養食事指導を実施．

3）本症例のポイント

① 誤嚥性肺炎，発熱が惹起しても安易に絶食にしない
② うっ血性心不全で溢水が顕著であったため水分制限をする目的で高濃度半消化態濃厚流動食2 kcal/mLを選択
③ その後，右心不全による腸管浮腫による下痢の可能性を考え，消化態栄養剤に変更
④ In-outバランスを調整し下痢を軽減することにより肝酵素の陰性化，電解質のバランスを負荷なく調整した
⑤ 嚥下機能評価を言語聴覚士に依頼し，すみやかに適正な食事提供を行った
⑥ 退院時に食事栄養指導を行い在宅からの再入院を抑制する

■ 文 献

1）Ziegler TR：L-glutamine-enriched parenteral nutrition in catabolic patients. Clin Nutr, 12：65-66, 1993
2）佐々木雅也：経腸栄養の基礎知識．レジデントノート, 13：2180-2188, 2011
3）日本集中治療医学会重症患者の栄養管理ガイドライン作成委員会：日本版重症患者の栄養療法ガイドライン．日集中医誌, 23：185-281, 2016
4）Simpson F & Doig GS：Parenteral vs. enteral nutrition in the critically ill patient：a meta-analysis of trials using the intention to treat principle. Intensive Care Med, 31：12-23, 2005
5）Iovinelli G, et al：Nutrition support after total laryngectomy. JPEN J Parenter Enteral Nutr, 17：445-448, 1993
6）Peter JV, et al：A metaanalysis of treatment outcomes of early enteral versus early parenteral nutrition in hospitalized patients. Crit Care Med, 33：213-220, 2005

7) Berg RD & Garlington AW : Translocation of certain indigenous bacteria from the gastrointestinal tract to the mesenteric lymph nodes and other organs in a gnotobiotic mouse model. Infect Immun, 23 : 403-411, 1979
8) Doig GS, et al : Early enteral nutrition reduces mortality in trauma patients requiring intensive care : a meta-analysis of randomised controlled trials. Injury, 42 : 50-56, 2011
9) Khalid I, et al : Early enteral nutrition and outcomes of critically ill patients treated with vasopressors and mechanical ventilation. Am J Crit Care, 19 : 261-268, 2010
10) Mancl EE & Muzevich KM : Tolerability and safety of enteral nutrition in critically ill patients receiving intravenous vasopressor therapy. JPEN J Parenter Enteral Nutr, 37 : 641-651, 2013
11) Rai SS, et al : Enteral nutrition for patients in septic shock : a retrospective cohort study. Crit Care Resusc, 12 : 177-181, 2010
12) Berger MM, et al : Enteral nutrition in critically ill patients with severe hemodynamic failure after cardiopulmonary bypass. Clin Nutr, 24 : 124-132, 2005
13) Berger MM, et al : Intestinal absorption in patients after cardiac surgery. Crit Care Med, 28 : 2217-2223, 2000
14) López-Herce J, et al : Risk factors for gastrointestinal complications in critically ill children with transpyloric enteral nutrition. Eur J Clin Nutr, 62 : 395-400, 2008
15) Shang E, et al : Pump-assisted versus gravity-controlled enteral nutrition in long-term percutaneous endoscopic gastrostomy patients : a prospective controlled trial. JPEN J Parenter Enteral Nutr, 27 : 216-219, 2003
16) Martínez Augustin O & Martínez de Victoria Muñoz E : Proteins and peptides in enteral nutrition. Nutr Hosp, 21 : S2 : 1-14, 2006
17) Guenter PA, et al : Tube feeding-related diarrhea in acutely Ill patients. JPEN J Parenter Enteral Nutr, 15 : 277-280, 1991
18) 五十嵐 隆 : 脱水. 臨床医薬, 20 : 429-438, 2004

Profile

宮澤　靖（Yasushi Miyazawa）
社会医療法人近森会 近森病院 臨床栄養部
欧米では以前よりModular Feedingという経腸栄養法があります．これは基本になる栄養剤に病態に応じていろいろな栄養素（例えば，EPA，食物繊維，アミノ酸 など）を足して組合わせて投与する方法です．それにより病態に即した栄養素が提供されるため栄養治療の成績が向上します．筆者は今後，この方法を日本で広く普及していきたいと考えています．

特　集　栄養療法 まずはここから！

静脈栄養（PN：TPN，PPN）コトはじめ
その適応と有効な活用方法

伊藤次郎，東別府直紀

① 栄養療法の適応，TPN の適応をそれぞれ評価する
② 患者さんの病期・病態に応じて，TPN の投与設計を行う
③ 腸管が使用可能になれば，すみやかに経腸栄養あるいは経口摂取への移行を図る

■ はじめに

　栄養療法というと，なんだか患者さんにとって常によいことをしているような気がしませんか？しかし，**栄養療法（nutritional therapy）**は，手術や薬物治療と同じように期待される効果と有害事象があり，適応と禁忌があります．したがってすべての医療行為と同様に，栄養療法においても，"それが目の前の患者さんにとって，どのようなアウトカム（リスク・ベネフィット）をもたらすのか"を考えながら行うことがとても重要です．

　前稿までに，栄養療法の大原則として，栄養の投与経路は経腸栄養が first choice であることを学びましたね．経腸栄養と比べると，静脈栄養が強く推奨される状況というのは，実はそれほど多くありません．それは静脈栄養に伴う種々のリスクによるところが主たる理由です．本稿では"静脈栄養の方法論"だけではなく，"静脈栄養が必要な患者さんを見極める"ということも考えていきましょう．

1　栄養療法を開始する前に

　栄養療法を開始する前に，次の3つのことを確認しておきましょう．

Nutrition Risk Screening（NRS-2002）

初期評価
スクリーニング項目
A. BMI＜20.5
B. 過去3カ月以内の体重減少
C. 過去1週間の食事摂取量の減少
D. 重症患者である（例：集中治療を受けている）

- 上記のA～Dのスクリーニング項目のいずれかに該当する場合には，最終評価に進む．
- いずれも該当しない場合には，週1回の間隔で初期評価をくり返し行う（ただし大手術を予定しているような患者では，関連する栄養障害を避けるために，予防的な栄養療法を検討する）．

最終評価	
① 栄養障害の重症度	
0	該当なし
1	過去3カ月以内に＞5％の体重減少，または過去1週間の食事摂取量が通常必要量の＜50～75％に低下
2	過去2カ月以内に＞5％の体重減少，またはBMI 18.5～20.5および全身状態の悪化，または過去1週間の食事摂取量が通常必要量の25～60％に減少
3	過去1カ月以内に＞5％の体重減少（3カ月以内に＞15％），またはBMI＜18.5および全身状態の悪化，または過去1週間の食事摂取量が通常必要量の＜25％に減少
② 原疾患の重症度	
0	該当なし
1	大腿骨頸部骨折，急性合併症のある慢性疾患患者（肝硬変，慢性閉塞性肺疾患，慢性透析，糖尿病，悪性疾患）
2	腹部大手術，脳出血・脳梗塞，重症肺炎，造血器腫瘍
3	頭部外傷，骨髄移植，集中治療患者（APACHE＞10）
③ 年齢	
0	70歳未満
1	70歳以上

- 栄養障害，原疾患，年齢のスコアの合計点が3以上の場合には，栄養療法を開始する．
- 栄養障害，原疾患，年齢のスコアの合計点が3未満の場合には，週1回の間隔で再評価を行う（ただし大手術を予定しているような患者では，関連する栄養障害を避けるために，予防的な栄養療法を検討する）．

図1 Nutritional Risk Screening（NRS-2002）
文献1より引用．

1）栄養リスクの評価

"栄養リスク"とは，目の前の患者さんが本当に栄養療法を必要としているかどうかの指標です．いくつかの客観的なスケールがあり，急性期の入院患者さんではNutritional Risk Screening（NRS-2002）が簡便で使いやすく，おすすめです（図1）[1]．NRS-2002では入院前の栄養障害の重症度，原疾患の重症度，年齢から栄養リスクの評価を行います．最大7点でスコアが大きいほどリスクが高いことを意味します．過去の研究結果から3点以

[特集] 静脈栄養（PN：TPN，PPN）コトはじめ

表1　refeeding症候群のリスク

下記の基準が1つ以上
※BMIが16 kg/m² 未満
※過去3～6カ月で15％以上の意図しない体重減少
※10日間以上の絶食
※再摂食前の低カリウム血症，低リン血症，低マグネシウム血症

下記の基準が2つ以上
※BMIが18.5 kg/m² 未満
※過去3～6カ月で10％以上の意図しない体重減少
※5日間以上の絶食
※アルコール依存の既往，または次の使用歴がある
　：インスリン，化学療法，制酸薬，利尿薬

文献3より引用．

上であれば，栄養療法により患者さんによいアウトカムが得られる可能性が高く，3点未満の非リスク患者さんではその可能性が低いことが報告されています[2]．非リスク患者さんであれば，1週間程度なら多少食事が摂れていなくてもほとんど問題になりません．これは栄養療法によるベネフィットが，リスクを上回らないという言い方もできます．一方でリスク患者さんは，栄養療法を行うことによる生存率の改善や入院期間の短縮，感染症発症率の減少などのベネフィットが，治療に伴う合併症のリスクを上回ると考えられます．

2）refeeding症候群

refeeding症候群は，飢餓状態の患者さんに栄養療法を開始した後に生じる合併症で，電解質異常（低カリウム血症，低リン血症，低マグネシウム血症），不整脈，心不全，肺水腫，肝機能異常などの臓器障害を引き起こし，時に致死的となります．**必ず栄養療法の開始前にリスク評価（表1）を行い，リスク患者さんでは慎重な栄養投与と，栄養開始後のモニタリングを行いましょう**[3]．

3）臓器障害・併存症の評価

栄養療法を必要とする患者さんはしばしば腎不全，肝不全，呼吸不全，循環不全などの臓器障害や，糖尿病などの併存症をもっています．栄養療法を行う際には，それぞれの病態に応じて目標設定や投与スケジュール，合併症対策などの調整が必要となります．患者さんの病歴，検査データから，栄養リスク以外のプロブレムもよく整理しておきましょう．

2　TPNの適応と有効な活用方法

症例1

患　者：ADLの自立した80歳代男性．
現病歴：大腸癌に伴う穿孔性腹膜炎，敗血症性ショックで緊急入院となり，横行結腸切除術，人工肛門造設術を施行，抗菌薬治療を行い術後10日目で全身状態は安定している．術後3日目

から経腸栄養を開始したが，麻痺性イレウスの合併のため経腸栄養は中止となり再開の見通しが立っていない．
現　症：身長；168 cm，体重；55 kg（入院時50 kg，過去6カ月で2 kgの体重減少，BMI 17.7 kg/m^2）．
併存症：慢性腎不全，高血圧症，麻痺性イレウス．
身体所見：腹部膨隆，下腿浮腫．
画像検査：胸部X線；心拡大なし，両側少量胸水貯留．
　　　　　　腹部X線；著明な小腸ガス貯留．
血液検査：WBC 8,000 /μL，Hb 10.2 g/dL，Plt 22万/μL，Alb 3.0 g/dL，Cr 1.4 mg/dL，Na 149 mEq/L，K 3.5 mEq/L，Cl 108 mEq/L，Mg 2.0 mg/dL，P 2.5 mg/dL，Glc 115 mg/dL．

1）TPNの適応を考えよう

　栄養療法の投与経路は原則としてENが優先されます．裏を返すと，TPNが適応となるのは腸管が安全に使用できない場合です．具体的には腸閉塞，イレウス，難治性嘔吐，難治性下痢，消化管出血，消化管外瘻，炎症腸疾患，小腸広範囲切除（短腸症候群）などの患者さんがあげられます．

　また腸管が安全に使用できない期間が2～3日間だけなのか，あるいは今後2～3週間の見込みなのかも適応を考えるうえで重要です．後者の場合にはTPNの適応と考えられますが，前者についてはまだガイドラインレベルでも見解が一致していません[4~6]．最近の重症患者を対象とした臨床研究では，入院後早期に開始するearly TPNについて，early ENと同等かそれ以上の有効性を示す結果も報告されています．しかし，early TPNを強く推奨するほどの"強力なアウトカム"（生存率の改善，入院期間の短縮など）は示されていないこと，TPNを実施するには中心静脈ラインの確保が必要となることや，カテーテル関連血流感染症（catheter related blood stream infection：CRBSI）などのTPN特有の合併症の懸念などから，1週間程度腸管が使用できないか，十分に投与ができない状況になってはじめてTPNが開始されることが多いというのが現状です[6]．

　またTPN開始後も常に腸管は使用できないかどうかを検討することも必要です．経腸栄養や経口摂取が可能となればすみやかにTPNから移行することを考えましょう．いつでも"If the gut works, use it !!"です．

2）TPNの投与設計をしてみよう

　さて，実際にTPNの投与設計を行ってみましょう．いくつかの重要なポイントがありますが，ここでは3つのStepに分けて説明していきます．

Step1 目標量の設定

　まずはTPNのゴール設定をしておきましょう．TPNでは，①エネルギー（糖質，蛋白質，脂質），②水分，③その他（電解質，ビタミン，微量元素）の項目について目標設定が必要になります．それぞれに含まれる小項目の1日必要量についても知っておく必要は

表2　TPN製剤の例

	エルネオパ®NF		フルカリック®			ハイカリック®RF	マルタミン®(ビタミン製剤)	エレメンミック®(微量元素製剤)
	1号	2号	1号	2号	3号			
水分量　(mL)	1,000	1,000	903	1,003	1,103	500	−	2
エネルギー量　(kcal)	560	820	560	820	1,160	1,000	−	−
糖質　(g)	120	175	120	175	250	250	−	−
アミノ酸　(g)	20	30	20	30	40	−	−	−
脂質　(g)	−	−	−	−	−	−	−	−
Na^+　(mEq)	50	50		50		25	−	−
K^+　(mEq)	22	27		30			−	−
Cl^-　(mEq)	50	50		49		15	−	−
Mg^{2+}　(mEq)	4	5		10		3	−	−
Ca^{2+}　(mEq)	4			8.5		3	−	−
P　(mmol)	5	6		8.1			−	−
ビタミン	+[a]	+[a]		+[c]		−	+	−
微量元素	+[b]	+[b]				−	−	+

a：エルネオパ®NF（1号あるいは2号）は2,000 mLで1日必要量相当の各種ビタミンが投与可能．
b：エルネオパ®NF（1号あるいは2号）は2,000 mLで1日必要量相当の各種微量元素が投与可能．
c：フルカリック®（1号，2号あるいは3号）は2,000 mLで1日必要量相当の各種ビタミンが投与可能．

ありますが，1日あたりのエネルギー量，水分量，蛋白量の3つの目標設定ができれば，後述するTPN製剤を用いることで大方の投与設計が可能になります．

　明らかな体液貯留や肥満の患者さんでなければ実体重をもとに計算し，エネルギー量は25〜30 kcal/kg/日で設定します．蛋白量は患者さんの病期と病態に応じた調整が必要です．また水分量は一般的には30〜40 mL/kg/日程度を目安にすることが多いのですが，病態にあわせて水分制限（心不全，呼吸不全，透析患者など）あるいは追加の輸液負荷（脱水，下痢など）を行う場合もあります[4]．

Step2　TPN製剤の選択

　目標量が設定できたら，TPN製剤を選択しましょう．ENと違って，TPNでは栄養素の充足のために複数の製剤を組み合わせる必要があります．施設によって使用している製剤が異なりますので，まずは皆さんの施設で使用しているTPN製剤を確認してみてください．

❶ TPN製剤

　当院ではエルネオパ®NF，フルカリック®，ハイカリック®RFという3つのキット製剤を中心に，ビタミン製剤，微量元素製剤，脂肪乳剤，アミノ酸製剤を組み合わせてメニューを作成しています（表2，3）．

　エルネオパ®NFは，糖質＋アミノ酸＋電解質＋ビタミン＋微量元素がキット化された製剤で，基本的に第一選択として使用しています．フルカリック®は糖質＋アミノ酸＋電解

表3　末梢静脈から投与可能なPN製剤の例

		パレプラス®	フィジオ®35	ソルデム®3A	イントラリポス®（脂肪乳剤）	アミパレン®（アミノ酸製剤）
水分量	(mL)	500	500	500	100	200
エネルギー量	(kcal)	210	200	86	200	80
糖質	(g)	37.5	50	21.5	−	−
アミノ酸	(g)	15	−	−	−	20
脂質	(g)	−	−	−	20	−
Na^+	(mEq)	17.1	17.5	17.5	−	0.4
K^+	(mEq)	10	10	10	−	−
Cl^-	(mEq)	17.6	14	17.5	−	−
Mg^{2+}	(mEq)	2.5	1.5	−	−	−
Ca^{2+}	(mEq)	2.5	2.5	−	−	−
P	(mmol)	5	5	−	−	−
ビタミン		+[a]	−	−	−	−
微量元素		−	−	−	−	−

a：パレプラス®1,000 mLで1日必要量相当のビタミンB_1を投与可能．

質＋ビタミンがキット化された製剤です．エルネオパ®NFと比較すると水分含有量が少ないので，水分制限が必要な患者さんに使用することがあります．ハイカリック®RFというのは「renal failure：RF」とあるように水分制限，蛋白制限，カリウム制限，リン制限が必要な患者さんに有用です．糖質＋電解質（カリウム，リンを除く）を含有していますが，アミノ酸，ビタミン，微量元素は含まれていません．

キット製剤を選択したら，不足している蛋白質，脂質，ビタミン，微量元素についてはそれぞれアミノ酸製剤，脂質乳剤，ビタミン剤，微量元素製剤を追加して補充します．

電解質は，各キット製剤に必要量に相当する量が含まれていますが，患者さんの病態やTPN開始後の経過をみて適宜補充が必要となる場合があります．

❷ 脂肪乳剤

脂質は，一般的なTPNキット製剤には含まれておらず，長期的には必須脂肪酸欠乏症や脂肪肝の予防目的で脂肪乳剤を投与する必要があります．また脂肪乳剤にはエネルギー摂取効率がよく，水分制限をしている患者さんでも使い勝手がよいという利点があります．ただし，急性期の患者さんを対象とした臨床研究で，脂肪乳剤の使用により感染症発生率が上昇する可能性が示されており，日本版重症患者の栄養療法ガイドラインでは，**脂肪乳剤の投与時期として急性期初期（10日程度）は控えるべきであるとしています**[6]．急性期以降は忘れずに投与を行いましょう．また脂肪乳剤はフィルターにトラップされるためフィルターよりも患者側の三方活栓から投与することが必要です．

[特集] 静脈栄養（PN：TPN，PPN）コトはじめ

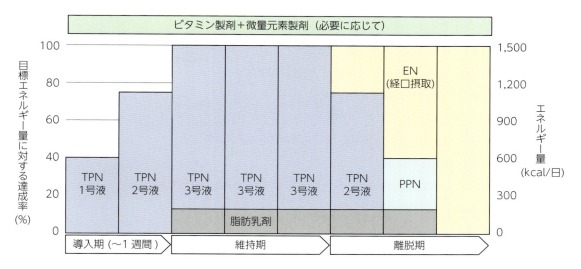

図2 TPNの投与スケジュール

Step3 投与スケジュールの設計

　ここがTPNを失敗しないための最も重要ポイントの1つです！ **先程設定した目標は"最終目標"であって，初期投与量ではないことに注意してください**．TPN初日から目標量を投与してしまうとかえって感染症発生頻度が増加し，ICU在室日数が延長することが報告されています[7]．したがってENと同様に，TPNも数日間かけて目的量まで漸増していきます．特にrefeeding症候群の高リスク症例ではさらに少量のエネルギー量からの投与が必要になります．

　TPN製剤をよく見てください，同じ製剤でも1号液とか2号液とかありませんか？1号液から順番に切り替えると自然と目標が達成できるようになっているはずです．また腸管の使用が可能となった場合には，数日間かけて経口摂取あるいはENに移行していきましょう（図2）．

　もう1つ，実際の投与においては投与時間（流量）にも注意が必要です．ブドウ糖は短期間で投与することにより高血糖や脂肪肝をきたしやすくなるので5 mg/kg/分（急性期は4 mg/kg/分）以下での投与が推奨されています[6]．また脂肪乳剤の場合は，血中のアポリポ蛋白の運搬能の上限があり，高トリグリセリド血症にならないように0.1 g/kg/時以下での投与が推奨されています[8]．

3) 合併症のモニタリングも忘れずに

　さて，ようやくTPNのオーダーが済みましたが，まだ終わりではありません．ここもENと共通する点ですが，**TPN開始後の有害事象のモニタリングもTPNを成功させるのに非常に重要な点です**．さてどんなことに注意が必要でしょうか？表4を眺めてみてください．頻度と重症度はさまざまですが，実に多くの合併症がありますよね．これらを見逃さないために，血糖測定，体重測定，採血をフォローする必要があります（表5）．**採血項目**

表4 TPNの合併症

分類	合併症	病態
代謝性合併症	糖代謝異常 　高血糖 　低血糖	糖質の過剰投与 インスリンの過剰投与／TPNの急激な中止
	電解質異常	電解質の投与不足／過剰投与
	脂質異常 　高トリグリセリド血症 　必須脂肪酸欠乏症	短時間の脂肪乳剤大量投与 脂肪乳剤投与不足
	肝機能障害 　トランスアミナーゼ上昇 　脂肪肝	TPN開始後に一過性に肝機能障害を生じることがある 無脂肪の高カロリー輸液
	ビタミン欠乏症	ビタミン製剤投与不足
	微量元素欠乏症	微量元素製剤投与不足
	refeeding症候群	飢餓状態での糖質の過剰投与
	体液量過剰，脱水	水分投与量の過不足，下痢，多尿
生理的合併症	腸管粘膜萎縮 肝内胆汁うっ滞 胆石症	長期の腸管不使用
機械的合併症	カテーテル留置に伴う合併症	気胸，血胸，血管損傷，誤穿刺，カテーテル迷入，不整脈
	カテーテル留置後の合併症	カテーテル閉塞，静脈血栓症，静脈炎
感染性合併症	カテーテル関連血流感染	輸液製剤の汚染，輸液ルート接続部の汚染，カテーテル刺入部の汚染

カテーテル関連血流感染（catheter related blood stream infection：CRBSI）．

は一般的な血算，生化学の項目に加えて，refeeding症候群のリスク患者ではマグネシウム，リンのチェックも忘れずにオーダーしましょう．その他の合併症として，中心静脈ラインの閉塞や感染，血栓症，静脈炎などのトラブルや，体液貯留による浮腫などがないか，毎日の身体診察や必要に応じて画像検査も重要です[9]．

4）実際の処方例

　それではここまでの流れを振り返りながら，症例1の処方例をみてみましょう．まず患者さんの栄養リスクはNRS-2002で評価すると，合計スコアが6点と高リスクに該当します．栄養療法の必要性が高い患者さんです．

　refeeding症候群は厳密にリスクには該当しませんが，BMI，絶食期間，電解質の値を考慮すると注意が必要な症例と考えられます．

　次にTPNの適応はありますか？ TPNの開始時期は難しいというお話をしましたが，安全に腸管が使用できず，すでに1週間が経過してなお経腸栄養での栄養確立の目処が立たないことを考えるとTPNを開始するべきでしょう．

　目標設定は周術期の輸液による体液貯留の影響があるため，入院時の体重50 kgで設定しましょう．軽度の腎機能障害がありますが，蛋白量は急性期に準じた設定としています．

表5 TPN中のモニタリング

モニタリング項目	頻度 導入期	頻度 維持期
バイタルサイン （体温，HR，BP，RR，SpO2）	4〜8時間毎	毎日
身体診察 （脱水所見，浮腫，カテーテルの屈曲・閉塞，カテーテル刺入部の炎症所見など）	毎日	毎日
水分収支 （水分量，尿量，下痢の有無など）	毎日	毎日
体重測定	毎日	週1〜2回
血糖測定	1日4検	採血毎
血液検査 　血算（WBC，Hb，Hct，MCV，Plt） 　腎機能（BUN，Cr） 　肝胆膵酵素（AST，ALT，T-Bil，GTP，AMY） 　電解質（Na，K，Cl，Mg，Ca，P）	毎日	週1〜2回
肝合成能（Alb，ChE，PT-INR，pre-Alb） 脂質代謝（TG，T-Chol） 炎症反応（CRP）	週1回	
ビタミン（葉酸，ビタミンB12）	2〜4週	1〜3カ月
微量元素	2〜4週	1〜3カ月
TPN中止基準 　経口摂取/経腸栄養が開始可能かどうか	毎日	

続けてTPN製剤の選択をしましょう．体液貯留がありますが，カリウム制限が必要な症例ではありませんのでフルカリック®でメニューを組みます．最終的には不足分のアミノ酸，脂質，微量元素を充足させるために，アミパレン®，イントラリポス®を追加していきます．ナトリウム，カリウムなど電解質の低下があれば今後追加する必要もあるかもしれません．

投与スケジュールはフルカリック®1号液から開始し，急激な体重増加，血糖異常，肝機能障害，電解質異常などがなければ2〜3日ごとに2号液，3号液と増量していきましょう．また腸管が使用可能になれば最終的にはTPNは漸減し経口摂取あるいはENへの移行を検討します．

【最終目標設定】
　エネルギー量：1,250〜1,500 kcal/日（25〜30 kcal/kg/日）
　水分量：1,500 mL/日（30 mL/kg/日）
　蛋白量：60〜75 g/日（1.2〜1.5 g/kg/日）
【最終処方例：目標量の処方】
　Rp 1．フルカリック®3号 1,103 mL（エネルギー量 1,160 kcal，糖質 250 g，アミノ酸 40 g），エレメンミック®［24時間で投与］
　Rp 2．アミパレン® 200 mL（エネルギー量 80 kcal，アミノ酸 20 g）［2時間で投与］

> Rp 3. イントラリポス® 100 mL（エネルギー量 200 kcal，脂質 20 g）［4時間で投与］
>
> 合計：エネルギー量 1,440 kcal，糖質 250 g，アミノ酸 60 g，脂質 20 g，水分量 1,405 mL，Na 50 mEq，K 30 mEq

3 PPNの適応と有効な活用方法

> **症例2**
> 患　者：70歳代男性．
> 現病歴：1週間前に脳出血を発症し，開頭血腫除去術を施行した．嚥下障害のため経口摂取は困難．経鼻経管栄養を開始したものの，1,000 kcal/日を越えると逆流，嘔吐が出現する．胃瘻造設は家族が拒否している．
> 現　症：身長；173 cm，体重；70 kg（入院時体重 71 kg，体重減少なし，BMI 23.7 kg/m²）．
> 併存症：高血圧症，陳旧性心筋梗塞．
> 身体所見：左半身不全麻痺を含む神経学的異常所見を除いて，明らかな身体所見なし．
> 血液検査：WBC 5,000/μL，Hb 11.6 g/dL，Plt 35万/μL，Alb 3.4 g/dL，Cr 0.65 mg/dL，Na 142 mEq/L，K 4.1 mEq/L，Cl 104 mEq/L，Mg 2.5 mg/dL，P 3.2 mg/dL，Glc 126 mg/dL．

1）PPNの適応

　本症例のように，ある程度ENは投与できるけれど不十分な場合，もしくは中心静脈カテーテル（CVC）を留置してTPNを開始できるまでの間がPPNの適応になります．PPNは低侵襲で，患者さんの受け入れもCVCを必要とするTPNよりハードルが低いため，経口摂取だけでは必要量に見合っていない場合に補充しやすいです．

2）PPNの限界

　PPNは末梢静脈から栄養投与する方法ですが，末梢静脈からは浸透圧比が 2.1 〜 3 以下の製剤しか投与できません．浸透圧比を低くするためにPPN用の製剤は濃度に限界があり，パレプラス®もフィジオ®35も500 mLで210 kcalしかエネルギー量はありません．そのためPPNのみで栄養投与を行うと水分過剰になるので，肺水腫，心不全の患者さんでは注意が必要です．またPPN用の製剤には微量元素は含まれておらず，微量元素製剤自体は末梢静脈から投与できますが，保険適応はありません（表2，3）．

　このようにPPNは，それだけでは栄養必要量を投与できないという欠点があります．この点に注意していないと投与量，内容不足のまま漠然と継続してしまう恐れがあります．

3）PPNの使用期間

　2）よりPPNはENが確立するまで，あるいはTPNが開始できるまでの短期間でのみ用いるべきでしょう．またビタミン，微量元素についてはENだけで投与する場合には経腸

栄養製剤と患者さんの体格にもよりますが，1,000～1,200 kcal程度が必要となります．それ以下の状態が1～2週間以上続く場合にはやはりTPNに変更するべきでしょう．

4）感染リスクについて

　　PPNは感染しにくいとの意見もありますが，アミノ酸加糖液であるパレプラス®やビーフリード®，脂肪乳剤であるイントラリポス®は感染に非常に弱い製剤です．アミノ酸が入っていない他の製剤に比べて，ビーフリード®への*Bacillus cereus*感染のオッズ比は88.7との報告[10]もあり，*Bacillus cereus*などの製剤内への感染を防ぐため，上記の3つの製剤にはインスリンなど，他の薬剤を混注してはいけません．

　　TPN製剤は浸透圧比や糖濃度が高く，さらにインラインフィルターも挿入されるため，上記の製剤よりは遙かに感染に強いといえます．もちろんCRBSI（catheter related blood stream infection：カテーテル関連血流感染症）のリスクは無視できないため，標準予防策を厳重に執り行うことは必要です．PPNにはコスト面からインラインフィルターは挿入できません．

5）実際の処方例

【初期目標設定】
エネルギー量：1,750～2,100 kcal/日（25～30 kcal/kg/日）
水分量：2,100 mL/日（30 mL/kg/日）
蛋白量：84 g/日（1.2 g/kg/日）

【初期処方例】
(EN)
Rp 1. メディエフ® 1,000 mL（エネルギー量1,000 kcal，糖質129 g，蛋白45 g，脂質28 g，水分量840 mL）

(PPN)
Rp 1. パレプラス® 1,000 mL（エネルギー量420 kcal，糖質75 g，アミノ酸30 g）[16時間で投与]
Rp 2. 20％イントラリポス® 100 mL（エネルギー量200 kcal，脂質20 g）[4時間で投与]

合計：エネルギー量1,620 kcal，糖質204 g，蛋白/アミノ酸75 g，脂質48 g，水分量1,940 mL

　症例2ではすでに，ENからメディエフ® 1,000 mLが投与されており，不足分のエネルギーを補うためPPNとしてパレプラス® 1,000 mL，20％イントラリポス® 100 mLの追加処方を行いました．その後，抗菌薬投与で300 mLの輸液負荷が加わり，輸液過剰に陥ったため，ENをテルミール®2.0 α（1 mL＝2 kcal）に変更し，ENの水分を350 mLとしました．さらに抗菌薬の溶媒も150 mLに減らし，水分1,600 mL/日で肺水腫が改善するまで管理しました．最終的にENを増量することができるようになり，PPNを終了しました．

① **TPN開始前**
- ☐ TPN開始基準を満たしている
- ☐ 併存症（糖尿病，腎不全，透析，肝機能障害，心不全，電解質異常など）を確認する
- ☐ Refeeding症候群のリスク評価を行う
- ☐ NSTへのコンサルテーションを検討する

② **TPNの投与設計**
- ☐ 患者の体重・病期・病態に応じて目標エネルギー量・蛋白量・水分量の設定を行う
- ☐ 患者の病態に応じたTPNキット製剤を選択する
- ☐ 脂肪乳剤を併用する（急性期10日以内は投与を控える）
- ☐ ビタミン製剤・微量元素製剤を併用する
- ☐ 電解質異常がある患者では，電解質製剤の追加を検討する
- ☐ 1週間を目安に目標量の到達をめざす
- ☐ Refeeding症候群の高リスク症例では，より慎重な投与を行う
- ☐ 適切な投与速度を守る：
    - TPNキット製剤は24時間かけて投与を行う
    - 糖質は5mg/kg/分以下の速度で投与する（重症例では4 mg/kg/日）
    - 脂肪乳剤は0.1g/kg/時以下の速度で投与する

③ **開始後（導入期〜維持期）**
- ☐ TPN中の各種モニタリングを行う
- ☐ 合併症が疑われる場合には，TPNの増量は行わず減量を検討する（急速な中止は避ける）
- ☐ 高血糖症例では，インスリン混合注射を検討する（重症例では持続静注を選択）
- ☐ 体液量異常，電解質異常が出現した場合には，TPNメニューの変更を検討する
- ☐ CRBSIが疑われる例ではCVC，PICCの抜去を検討する
- ☐ 維持期以降に間欠投与への移行を検討
    （糖質は5 mg/kg/分以下の速度で投与する，TPN中断直後の低血糖に注意）
- ☐ 経口摂取，経腸栄養への移行を検討する

④ **開始後（離脱期）**
- ☐ 1週間を目安に経口摂取，経腸栄養への移行を行う
- ☐ TPN中止直後の低血糖を避けるため，中止直前の2時間は流量を50％に下げてから中止するか，PPNへの変更を検討する

図3 TPN安全チェックリスト

おわりに

さて，ここまで読み進めた読者の皆さんならもうPNをマスターされたでしょうか．いや，残念ながらそううまくはいきませんよね．特にTPNを必要とする症例はそれほど多くない割に，やらないといけないことはたくさんあります．これだけの項目を日常臨床の合間にスラスラとこなしてオーダーをすませるというのはなかなか難しいと思います．すぐに参考となるテキスト（例：レジデントノート）を開けるように手元においておく，スマートフォンにデータ保存しておくというのが1つの方法ですが，TPNプロトコルを作成している施設ではそちらを参考にするのがよいでしょう．またNSTがある施設ではNSTに相談するのも1つでしょう．TPNプロトコルの作成とNSTのサポートというのはガイドラインでも推奨されているTPNを成功させる秘訣です！ 最後に当院のTPNプロトコルの一例を紹介しますのでこちらも活用していただければ幸いです（図3）．

【コラム①】栄養療法のおすすめ勉強法：基礎編

TNT あるいは NST 医師セミナーに参加すると，レクチャーを通じて栄養療法に関する一般的な知識を短時間で整理することができます．

参考図書としては，マニュアル本のような，すぐに読める本をまず一読することをおすすめします〔個人的には吉田貞夫先生の「静脈栄養・PEG から経口摂取へ（Nursing Mook 65）」等〕．「日本版重症患者の栄養療法ガイドラインダイジェスト版」も 2,400 円と安く，栄養療法の背景にあるエビデンスを学ぶのに最適です．また本稿で引用した ESPEN（欧州臨床栄養代謝学会），ASPEN（米国経腸栄養学会）等のガイドラインもほとんどが学会サイトから無料で PDF を入手することができます．

「日本静脈経腸栄養学会 静脈経腸栄養テキストブック」（5,400 円）は，栄養療法に関連する解剖学，生理学の知識から，重症患者以外の種々の病態に応じた PN，EN まで扱っている教科書的な一冊です．

【コラム②】栄養療法のおすすめ勉強法：応用編

■ ガイドラインのエビデンス・有名 RCT

各種のガイドラインでエビデンスとして引用されている原著論文やメタアナリシスをひもといてみてください．栄養療法に関するコンセンサスや推奨の背景にあるエビデンスの対象範囲が非常に狭いことに驚かされます．また PN に関する Early PN，EPaNIC，SPN，CALORIES，NUTRIREA-2 などのランドマーク的な RCT を読み比べてみると，TPN の位置づけに関して 10 年程の間でいわゆる"常識"が少しずつ変化していく様を目にすることができます．

■ PubMed サービス

栄養療法に限らず，エビデンスを常にアップデートし続けるためには，エビデンスへアクセスできる環境にいなければなりません．巷には医学情報配信サービスが多くありますが，ここでは PubMed を利用したサービスを紹介します．まずは PubMed アカウントを作成し，自分の興味がある分野に関連するキーワードを検索します．その後 create alert をクリックし，自分に検索結果を送るように登録すると，その分野に関する新規の学術論文の検索結果を毎週無料で手に入れることができます．ぜひ活用してみてください．

また，ESPEN が提供している LLL は非常に勉強になります．詳細に勉強したいときなどにはぜひご参照ください．

(http://www.espen.org/component/payplans/plan/login/66)

文 献

1) Kondrup J, et al：Nutritional risk screening (NRS 2002): a new method based on an analysis of controlled clinical trials. Clin Nutr, 22：321-326, 2003
2) Jie B, et al：Impact of nutritional support on clinical outcome in patients at nutritional risk：a multicenter, prospective cohort study in Baltimore and Beijing teaching hospitals. Nutrition, 26：1088-1093, 2010
3) 「Nutrition Support for Adults：Oral Nutrition Support, Enteral Tube Feeding and Parenteral Nutrition.」(National Collaborating Centre for Acute Care), 2006

4) Singer P, et al：ESPEN Guidelines on Parenteral Nutrition：intensive care. Clin Nutr, 28：387-400, 2009
5) McClave SA, et al：Guidelines for the Provision and Assessment of Nutrition Support Therapy in the Adult Critically Ill Patient：Society of Critical Care Medicine (SCCM) and American Society for Parenteral and Enteral Nutrition (A.S.P.E.N.). JPEN J Parenter Enteral Nutr, 40：159-211, 2016
6) 日本集中治療医学会重症患者の栄養管理ガイドライン作成委員会：日本版重症患者の栄養療法ガイドライン. 日集中医誌, 23：185-281, 2016
7) Casaer MP, et al：Early versus late parenteral nutrition in critically ill adults. N Engl J Med, 365：506-517, 2011
8) Carpentier YA & Hacquebard M：Intravenous lipid emulsions to deliver omega 3 fatty acids. Prostaglandins Leukot Essent Fatty Acids, 75：145-148, 2006
9) ASPEN Board of Directors and the Clinical Guidelines Task Force：Guidelines for the use of parenteral and enteral nutrition in adult and pediatric patients. JPEN J Parenter Enteral Nutr, 26：1SA-138SA, 2002
10) Sakihama T & Tokuda Y：Use of Peripheral Parenteral Nutrition Solutions as a Risk Factor for *Bacillus cereus* Peripheral Venous Catheter-Associated Bloodstream Infection at a Japanese Tertiary Care Hospital：a Case-Control Study. Jpn J Infect Dis, 69：531-533, 2016

Profile

伊藤次郎（Jiro Ito）

神戸市立医療センター中央市民病院 麻酔科 集中治療フェロー・NST
私は普段，ICUで診療を行いながら，NSTとして院内の患者さんの栄養療法にかかわっています．自分の専門科を決めてしまうと，それ以外の知識は忘れてしまいがちですが，NSTなどのチーム活動を行っていると，自然と勉強する習慣が身につきます．また専門領域とは別のスペシャルティも獲得することができます．皆さんもぜひ自分の病院のチーム活動に参加してみてください．

東別府直紀（Naoki Higashibeppu）

神戸市立医療センター中央市民病院 麻酔科・NST
専門　急性期の栄養療法
最近嚥下内視鏡に凝っています．嚥下内視鏡をすることによりファイバー挿管が上手くなりました．このように医学はつながっていますので自分の専門と関係ないと思ってもぜひいろいろなことに手を出して勉強してください．

特集：栄養療法 まずはここから！

嚥下障害をもつ患者の栄養療法

前田圭介

① 摂食嚥下障害患者の栄養療法に口から食べる支援という選択肢をもつ
② 誤嚥性肺炎は漠然と禁食にせず，口から食べるためにできるケアを行う
③ 高齢者の口から食べる支援は多面的評価と多面的アプローチで解決する

はじめに

　　摂食嚥下障害について系統だった教育体制を敷いている医学部はほとんどなく，多くの医師が摂食嚥下障害について十分な知識をもち合わせていません．しかし，高齢者がなお増加し続ける日本では，よく遭遇する疾患の1つとして摂食嚥下障害が認知されています．また，摂食嚥下障害患者の大多数は低栄養または低栄養リスクを抱えた高齢者であることもわかっています（図1）[1]．本稿では，摂食嚥下障害患者の栄養療法について，口から食べる支援の重要性を解説します．

1 タイプ別摂食嚥下障害（表1）

1) 治っていく摂食嚥下障害

　　脳卒中によって引き起こされる中枢神経障害は摂食嚥下障害を引き起こします．脳卒中発症時に約半数の患者は摂食嚥下障害を呈しているといわれ，その3分の2は1カ月以内に，4分の3は半年以内に改善することが知られています[2]．そのため脳卒中の摂食嚥下障害の大半は治っていく摂食嚥下障害といわれます．この摂食嚥下障害は，中枢神経障害の可塑性を期待したリハビリテーション（反復訓練や感覚刺激訓練）によって改善していきますので，リハビリテーション入院中に栄養状態を悪化させないよう，長期的な栄養療法

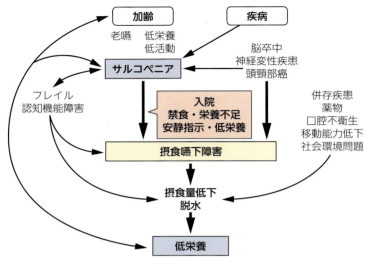

図1 摂食嚥下障害と低栄養の関係
摂食嚥下障害と低栄養は互いに因果関係にある．

表1 摂食嚥下障害の分類

病態の主座	経過	代表的疾患
中枢神経	大半が治っていく	脳卒中
	悪化していく	神経変性疾患
		認知症
嚥下関連筋	予防できるが，治療に難渋する	サルコペニアによる摂食嚥下障害
咽喉頭の形態	根治できない	頭頸部癌

摂食嚥下障害は背景疾患により経過や病態が異なる．

が求められます．発症後2週間以上十分な栄養量の確保ができないことが予想される場合は，経管栄養の導入を検討します．長期経管栄養（2カ月間以上）が見込まれる場合は早めに胃瘻を造設すべきです．

2）悪化していく摂食嚥下障害

難病である神経変性疾患や認知症は進行する中枢神経障害です．すなわち，これらによって一度発症した摂食嚥下障害は治癒することなく，緩徐に悪化していきます．筋萎縮性側索硬化症を対象とした前向き試験では，早期に人工栄養を導入し体重を維持することで生命予後延長に寄与できることが示唆されています[3]．一方，認知症が進行した患者を対象とした研究では，重度認知症になった後に人工栄養を導入しても益がないという系統的レビューが報告されています[4]．病状が悪化していくこれらの疾患で出現する摂食嚥下障害の栄養療法は，**タイミングを見極めた早めのアプローチが重要である**といえます．

表2　サルコペニアの4大原因

原因	例
加齢	高齢者
低活動	ベッドレスト，活動制限，無重力
低栄養	栄養摂取不足，飢餓
筋タンパク異化を亢進する疾患	急性炎症性疾患，慢性炎症性疾患，内分泌異常

3）サルコペニアの摂食嚥下障害

　全身の骨格筋量が減少し筋機能が低下することと定義される"サルコペニア"が，嚥下関連筋にも起こっていて，摂食嚥下障害を誘発することがわかってきました（図1）[5]．中枢神経の異常によって引き起こされる脳卒中や神経変性疾患，認知症の摂食嚥下障害とは異なり，サルコペニアの摂食嚥下障害は骨格筋の異常によってもたらされます．嚥下関連筋だけを鍛えるのではなく，全身のサルコペニア対策を講じることが最も効率のよい治療法だと考えられています．また，この摂食嚥下障害は，サルコペニアの4大原因（加齢，低活動，低栄養，筋タンパク異化を亢進する疾患，表2）にさらされたときに発症しやすいため[5]，これらの原因のなかでも制御可能な低活動と低栄養を防ぐことによって，予防できる摂食嚥下障害であるともいえます．

　入院後に不適切な活動制限と栄養管理が行われた結果，サルコペニアでない人の15％がサルコペニアを発症するという報告もあります[6]．すでにサルコペニアである人は日常生活活動（ADL）がもともと低下し，さらに低栄養である可能性が高いことが推測されます．つまり，**サルコペニアの高齢者が入院すると，より高率にサルコペニアの病状が悪化する**と考えられます．入院中のベッドレストや安静指示を可能な限り避け，栄養摂取量に日々気を配った医療を行うことで，サルコペニアの摂食嚥下障害は予防できる可能性が高いです．

> **ここがポイント**
> 摂食嚥下障害は多種多様な病態から生じた症状だと考えましょう．

2　誤嚥性肺炎

1）誤嚥と誤嚥性肺炎

　誤嚥していることを画像検査で確認したら，誤嚥性肺炎のリスクを考えて経口摂取をためらってしまいがちです．はたして誤嚥の程度と肺炎の発症は相関するのでしょうか．摂食嚥下障害患者の誤嚥の程度とその後の肺炎発症率を比べた観察研究によると，軽い誤嚥から重度の誤嚥の間に肺炎発症の差はありませんでした[7]．摂食嚥下障害はたしかに誤嚥性肺炎のリスク因子ですが，摂食嚥下障害の重症度と誤嚥性肺炎の発症率には正の相関がないと考えられます．誤嚥は健常者でもたびたび検出されます[8]．このように誤嚥を起こ

したとしても肺炎発症に至るケースが稀なのには，誤嚥性肺炎発症に誤嚥以外の因子が大きくかかわっていることを示唆しています．

2）禁食は正しいのか

誤嚥性肺炎発症にかかわる要因の1つに経口摂取状況があげられます．摂食嚥下障害患者を対象とした研究によると，重度の摂食嚥下障害でかつ専門家が禁食を指示したにもかかわらず経口摂取を続けた場合，禁食指示を順守した患者に比べ肺炎発症が少ないことが報告されています[9]．禁食は口腔衛生を悪化させ，口から食べる運動機会を奪う行為です．誤嚥性肺炎リスクが禁食で高まるのはうなずけます．また，誤嚥性肺炎患者を長期間禁食にすると，嚥下機能がさらに悪くなることも報告されています[10, 11]．不必要に禁食管理してしまうことがないように，**経口摂取が可能ではないかという視点を常にもつべき**です．

 ここがピットフォール
禁食にすることで治療成績が向上するという肺炎のエビデンスはない．

3）経口摂取の判断

❶ 食べていいのか悪いのか

摂食嚥下障害や誤嚥性肺炎の患者を診たときに悩むのが，「**食べていいのか悪いのか**」の**判断**です．この問いに対する答えは一律ではないというのが筆者の考えです．嚥下惹起（嚥下反射）が起こらないのであれば口から食べることは非常に困難ですが，ゴクンと嚥下惹起ができるのであれば経口摂取する能力は少なからずあります．しかし，体調や意識レベルがすぐれない入院直後の患者や，寝たきりだと思われるような患者に食事のオーダーを気安く出すことは無責任でしょう．まずは，早期食事提供を目的に**フードテスト**や**水飲みテスト**などで評価しつつ，口から食べることを簡単には諦めない取り組みが求められます．筆者は，口から食べるためには多面的な視点での評価とアプローチが欠かせないと断言します．これらを提供できない環境で，口から食べることだけを目的とした食事提供は害をもたらします．

❷ 人工栄養と経口摂取の併用

誤嚥性肺炎患者において，治療初期からすべての栄養量を経口摂取で補うことは難しいかもしれません．発症初期は，食べる意欲の低下，意識状態の悪化，禁食などによって経口摂取量が少なくなりがちです．必要に応じて，維持液（3号液）や細胞外液を用いた水分塩分補給目的の補液だけではなく，人工栄養（静脈栄養）と経口摂取の併用を進めます．入院初日〜2日目までは必要栄養量の60％を基準に人工栄養で補助します．具体的にはビーフリード®1,000 mL，20％イントラリポス®100 mLを投与することで，620 kcalとアミノ酸30 gが補助できます．経口摂取量に応じて，さらに追加の静脈栄養を検討します．

意識状態が改善している3日目以降は，経口摂取量を増やす努力が必要です．**図2**に示すKTバランスチャートなどを駆使して，多面的なケア視点で口から食べる支援を行いま

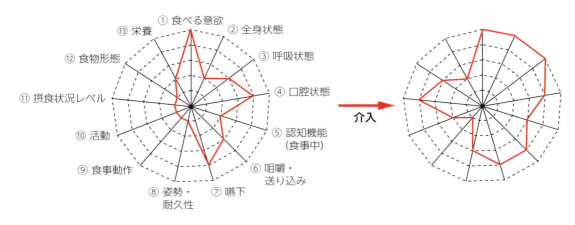

図2 KTバランスチャートの概要
KTバランスチャートは13項目を各5点満点で評価し，チャート上に視覚化することで多面的評価と情報共有を可能にする．

す．経口摂取量に応じて人工栄養は増減するとよいでしょう．逆に，多面的に（できれば多職種で）口から食べることを支援できる病棟では，患者にとってよい結果が期待できます[12]．

3 多面的食支援ツール（KTバランスチャート）

1）KTバランスチャートの概要

　摂食嚥下障害患者のように口から食べることに困難を抱える人を，多面的な視点で支援することは重要です．多角的な要素を評価し，情報共有し，栄養ケア計画に活かすことを目的として，筆者らはKT（Kuchi-kara Taberu）バランスチャートを考案しました（図2）[13]．KTバランスチャートは，① 食べる意欲，② 全身状態，③ 呼吸状態，④ 口腔状態，⑤ 食事中の認知機能，⑥ 咀嚼・送り込み，⑦ 嚥下，⑧ 姿勢・耐久性，⑨ 食事動作，⑩ 活動，⑪ 摂食状況レベル，⑫ 食物形態，⑬ 栄養という，13項目をそれぞれ1〜5点で評価し，可視化するツールです．可視化により，食べるために重要な要素のうち患者の弱みと強みを直感的に理解し，情報共有することができます．KTバランスチャートは，介護士の方でも容易に用いることができるツールであることが報告されています[14]．また，非侵襲的でかつ改めて測定する検査も不要であるため，あらゆるセッティングで使用でき，禁食の害を避け経口摂取を促進するために有益なツールだと考えられます．

　見出した弱みに対してどのような改善策を練りケアを提供するのかは，病棟のスキル，マンパワー，意欲，知識しだいで答えが変わってくるでしょう．

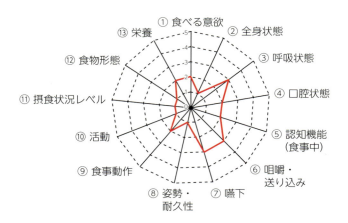

図3 症例：入院翌日のKTバランスチャート

2）KTバランスチャートの実践

> **症例**
>
> 78歳男性．誤嚥性肺炎の診断で入院してきた．重症だが，酸素投与は不要．認知機能は低下しているが，簡単な会話はできる．
> **既往歴**：脳梗塞で左不全麻痺（要介護3）．入院時の水飲みテストで摂食嚥下障害を指摘された．誤嚥性肺炎は3回目である．
> 入院日は禁食とし，3号維持液を1,500 mL補液し，抗菌薬治療を行った．入院翌日に，経口摂取に向けアプローチしようと多職種カンファレンスを開催した．

● 解説

　入院翌日にKTバランスチャートを用いて多面的評価を行ったところ図3のような結果でした．全般的に点数が低く，コンディションの悪さがはっきりしましたが，そのなかにあっても，③呼吸状態，⑥咀嚼・送り込み，⑦嚥下の項目は3点でありこれらは"強み"であると考えられました．

　⑧姿勢・耐久性，⑩活動は1点（最低点）でしたが，看護師が家族に聞きとりを行うと肺炎発症前は車椅子に座ったり，通所介護サービスを利用して活発に動いていたことが判明しました．病院スタッフは，脳梗塞で片麻痺があったため寝たきりだと思い込んでいたようです．⑪摂食状況レベル，⑫食物形態も1点でした．これはカンファレンス時にまだ禁食だったからです．

　多職種カンファレンスの結果，食べる機能や身体機能はある程度保たれていることを活かし，窒息に配慮した食形態を用いて少量から経口摂取をはじめることが決まりました．最初に選択した食物は，調理品質がいつも安定している工場生産品（ゼリータイプの経口栄養補助食品）です．また，少しでも安全に食べるために，口腔ケア，姿勢調整，理学療

法を併用した早期離床と日中臥床回避，言語聴覚士と協働した摂食機能療法を看護師が計画しました．

経口摂取を開始した3日後には，活動性と食べる意欲が顕著に向上しました．5日後には嚥下調整食（1,200 kcal）を摂取するようになり，8日後にはもともとの食形態と同じである，軟飯きざみ食（あんかけ）を全量摂取することができるようになりました．

おわりに

摂食嚥下障害患者は背景疾患やサルコペニアの状態などによってさまざまな病態にあります．摂食嚥下障害とひとくくりにして解決法を見出すことは困難です．多面的な評価を駆使して，食べるという生活の質向上のために，医師1人ではなく，他の医療スタッフを巻き込んだ支援が必要です．

【コラム】栄養療法のおすすめ学習方法

栄養療法または栄養ケアについて学習したい方にお勧めは，欧州臨床栄養代謝学会が出版しているガイドライン（各種）です．システマティックレビューまたはコンセンサス論文の体裁で，根拠を示しながらまとめられています．また，同学会が運営しているe-learning（LLL）にも臨床に役立つ知識が満載されています．

詳しくは，学会ホームページ（http://www.espen.org/）をご参照ください．

【推薦図書・文献】
1) 「誤嚥性肺炎の予防とケア」（前田圭介／著），医学書院，2017
2) 「KTバランスチャートエッセンスノート」（小山珠美，前田圭介／著），医学書院，2018

文 献

1) Wirth R, et al：Oropharyngeal dysphagia in older persons – from pathophysiology to adequate intervention：a review and summary of an international expert meeting. Clin Interv Aging, 11：189-208, 2016
2) Smithard DG, et al：The natural history of dysphagia following a stroke. Dysphagia, 12：188-193, 1997
3) Dorst J, et al：Percutaneous endoscopic gastrostomy in amyotrophic lateral sclerosis：a prospective observational study. J Neurol, 262：849-858, 2015
4) Sampson EL, et al：Enteral tube feeding for older people with advanced dementia. Cochrane Database Syst Rev, ：CD007209, 2009
5) Maeda K, et al：Decreased Skeletal Muscle Mass and Risk Factors of Sarcopenic Dysphagia：A Prospective Observational Cohort Study. J Gerontol A Biol Sci Med Sci, 72：1290-1294, 2017
6) Martone AM, et al：The incidence of sarcopenia among hospitalized older patients：results from the Glisten study. J Cachexia Sarcopenia Muscle, 8：907-914, 2017
7) Bock JM, et al：Evaluation of the natural history of patients who aspirate. Laryngoscope, 127：S1-S10, 2017
8) Gleeson K, et al：Quantitative aspiration during sleep in normal subjects. Chest, 111：1266-1272, 1997
9) Mamun K & Lim J：Role of nasogastric tube in preventing aspiration pneumonia in patients with dysphagia. Singapore Med J, 46：627-631, 2005

10) Maeda K, et al: Tentative nil per os leads to poor outcomes in older adults with aspiration pneumonia. Clin Nutr, 35: 1147-1152, 2016
11) Koyama T, et al: Early Commencement of Oral Intake and Physical Function are Associated with Early Hospital Discharge with Oral Intake in Hospitalized Elderly Individuals with Pneumonia. J Am Geriatr Soc, 63: 2183-2185, 2015
12) Koyama T, et al: Multidisciplinary Comprehensive Care for Early Recommencement of Oral Intake in Older Adults With Severe Pneumonia. J Gerontol Nurs, 42: 21-29, 2016
13) 「KTバランスチャートエッセンスノート」(小山珠美, 前田圭介／著), 医学書院, 2018
14) Maeda K, et al: Reliability and Validity of a Simplified Comprehensive Assessment Tool for Feeding Support: Kuchi-Kara Taberu Index. J Am Geriatr Soc, 64: e248-e252, 2016

Profile

前田圭介(Keisuke Maeda)

愛知医科大学病院 緩和ケアセンター
栄養サポートチーム(NST)医です. よくありがちな栄養ルートと栄養量だけをアドバイスするNSTではなく, 摂食嚥下障害や食べるQOLもカバーしたNSTをモットーにしています.

Book Information

臨床医のための
栄養療法の進め方ノート
基本から病態別の処方例までポイントがわかる実践マニュアル

編集／磯﨑泰介

□ 定価(本体4,700円+税)　　□ B5判　　□ 367頁　　□ ISBN978-4-7581-0893-5

- がんや糖尿病など, 病態ごとに栄養・投与経路の切り替えのポイントや注意点を解説. すぐに実践に活かせる!
- 実例をもとに栄養管理の方針を解説. 患者にあった栄養管理計画をたてられる!

病態ごとの豊富な処方例・症例で実践力アップ!

発行 羊土社

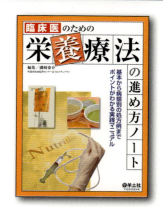

レジデントノート
特集関連バックナンバーのご紹介

増刊2017年12月発行 (Vol.19 No.14)

主治医力がさらにアップする！
入院患者管理パーフェクトPart2

症候対応、手技・エコー、栄養・リハ、退院調整、病棟の仕事術など、超必須の31項目！

石丸裕康, 森川 暢／編
定価 4,700円＋税
ISBN 978-4-7581-1597-1

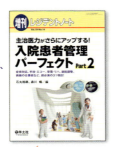

- 疾患に対するマネジメントについてはどの本にも記載がありますが、主治医意見書、退院後の社会サービスの利用などについても記載があり勉強になりました。

2017年5月号 (Vol.19 No.3)

1から始める輸液
〜基本中の基本からおさえる！

現場ですぐに必要な知識を身につけ、救急や病棟、周術期でよくみる状況への対応がわかる！

森本康裕／編
定価 2,000円＋税
ISBN 978-4-7581-1586-5

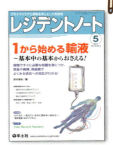

- 救急での症例、病棟での症例ごとに推奨が出ていたのがわかりやすいと思いました。
- 研修医になりたてのときにまずつまずく輸液の基礎を、麻酔科の視点から丁寧に解説していて読みやすかったです。

増刊2016年12月発行 (Vol.18 No.14)

救急・病棟での悩み解決！
高齢者診療で研修医が困る疑問を集めました。

関口健二, 許 智栄／編
定価 4,500円＋税
ISBN 978-4-7581-1579-7

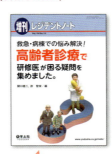

- タイトル通り困る疑問が数多く収録されていて、すぐに現場に応用できました。
- 高齢者診療における日常的な疑問点の隅々まで網羅されており、保存版にしたいと思いました。

2016年9月号 (Vol.18 No.9)

人工呼吸管理が好きになる！

初期設定、鎮痛、栄養、離脱などまずおさえたい標準的な考え方をベストティーチャーが教えます！

古川力丸／編
定価 2,000円＋税
ISBN 978-4-7581-1574-2

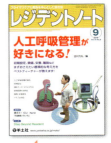

- 人工呼吸器の設定がかみ砕いて説明されていて、理解しやすかったです。
- 図を使って呼吸不全の病態から丁寧に書かれていて、段階を踏んで理解できました。

特集とあわせてご利用ください！

詳細は www.yodosha.co.jp/rnote/index.html

最新情報もチェック residentnote @Yodosha_RN

増刊 レジデントノート

1つのテーマをより広くより深く

□ 年6冊発行　□ B5判

レジデントノート Vol.17 No.17　増刊（2016年2月発行）

栄養療法が わかる！できる！

プレゼンのカリスマから学ぶ基本知識と
症例問題で身につく実践力で、
治療がグッとうまくいく！

編集／泉野浩生

□ 定価（本体4,500円＋税）　□ 240頁　□ ISBN978-4-7581-1564-3

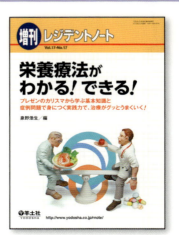

- カロリー計算、栄養剤の選び方など、押さえるべき基本から学べる！
- 疾患・病態別の症例問題で、現場で対応できる実践力が身につく！
- 嘔吐、下痢、投与ルートの変更など、困ったときの管理まで解説！

本書の内容

序　章
　栄養療法の魅力

第1章　教えてほしかった栄養の基本〜これだけは知っておきたい！
　栄養の基礎／栄養状態の評価方法／嚥下機能の評価方法／健康寿命の決め手は腸内環境コントロール／栄養投与ルートの決めかた／栄養剤の種類、使い分け／必要栄養カロリーの計算、静脈栄養の考えかた／いつはじめるか？初期量は？スピードは？増加・減量のタイミングは？

第2章　困ったときの栄養管理〜差がつくテクニック
　こんなときどうする？①　〜投与ルートを切り替えるとき
　こんなときどうする？②　〜嘔吐・下痢・便秘のとき
　こんなときどうする？③　〜食べてくれないとき

第3章　症例＆問題で身につける栄養療法の実践力〜知りたい病態12選
　慢性肝疾患（慢性肝炎・肝硬変）の栄養療法／腎機能障害の栄養療法／COPDの栄養療法／消化管切除術後の栄養療法／嚥下障害の栄養療法／糖尿病の栄養療法／周術期の栄養療法／ICUでの栄養療法／終末期の栄養療法／化学療法中の栄養療法／小児の栄養療法／高齢者の栄養療法

明日の治療が大きく変わる、栄養療法の入門書！

発行　羊土社 YODOSHA　〒101-0052　東京都千代田区神田小川町2-5-1　TEL 03(5282)1211　FAX 03(5282)1212
E-mail：eigyo@yodosha.co.jp
URL：www.yodosha.co.jp/

ご注文は最寄りの書店、または小社営業部まで

Book Information

治療に活かす！
栄養療法はじめの一歩

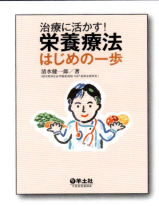

著／清水健一郎
- 定価（本体3,300円＋税）　A5判　287頁　ISBN978-4-7581-0892-8

- 栄養療法の基本的な考え方から現場で役立つ知識まで自然に身につく！
- 若手指導医が研修医の目線でやさしく解説

"なんとなく"行っていた栄養療法に自信がつく！

治療が劇的にうまくいく！
高齢者の栄養 はじめの一歩
身体機能を低下させない疾患ごとの栄養管理のポイント

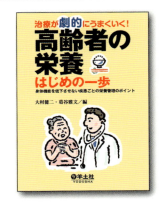

編集／大村健二，葛谷雅文
- 定価（本体 3,600円＋税）　A5判　221頁　ISBN978-4-7581-0896-6

- 若年者とは異なる高齢者の消化・吸収，代謝から解説
- 疾患・状況ごとの高齢者の特徴と栄養管理がわかる
- 「症例提示」で具体的な対処法も学べる

高齢者の治療のカギは栄養管理にあった！

その患者さん、リハ必要ですよ！！
病棟で、外来で、今すぐ役立つ！評価・オーダー・運動療法、実践リハビリテーションのコツ

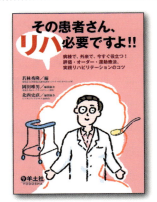

編集／若林秀隆　編集協力／岡田唯男，北西史直
- 定価（本体 3,500円＋税）　A5判　270頁　ISBN978-4-7581-1786-9

- 医師も最低限押さえたい基本事項，評価方法をやさしく解説！
- 各疾患の入院患者に対する具体的なオーダー方法，注意点がわかる！
- 知っておくと役立つ運動療法も紹介します！

これだけは知っておこう！リハの基本が身につく入門書！

発行　羊土社 YODOSHA　〒101-0052　東京都千代田区神田小川町2-5-1　TEL 03(5282)1211　FAX 03(5282)1212
E-mail：eigyo@yodosha.co.jp
URL：www.yodosha.co.jp/

ご注文は最寄りの書店，または小社営業部まで

総合診療のGノート

患者を診る 地域を診る まるごと診る
General Practice

■ 隔月刊（偶数月1日発行） ■ B5判
■ 定価（本体 2,500円＋税）

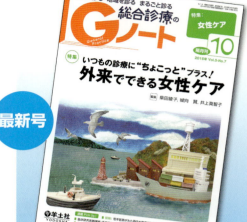

最新号

2018年10月号（Vol.5 No.7）

いつもの診療に"ちょこっと"プラス！
外来でできる女性ケア

編集／柴田綾子，城向 賢，井上真智子

- 風邪からはじめる 女性診療
- 学校生活からはじめる 女性支援
- 更年期症状からはじめる 女性支援
- 内診なしでできる 妊婦さん・お母さんケア
- 問診でできる！プライマリ・ケア現場での妊活支援
- 職場からはじめる 働く女性支援 〜妊娠出産編
- 職場からはじめる 働く女性支援 〜治療と仕事の両立支援編
- 一歩進んだ女性のメンタルヘルスケア
- 内科からはじめる 女性の健康増進
- 在宅診療でできる！女性ケア 〜子宮留膿症を例に
- 診療所でできる！帯下異常へのアプローチ

プライマリ・ケアだからこそ
できる**女性の不調・悩みへの
対応のコツ**を伝授！

8月号（Vol.5 No.5）
今すぐ使える！
エビデンスに基づいた
COPD診療

南郷栄秀，岡田 悟／編

6月号（Vol.5 No.4）
専門医紹介の前に！
一人でできる各科診療

"総合診療あるある"の守備範囲がわかる！

齋藤 学，本村和久／編

次号予告

2018年12月号（Vol.5 No.8）

テーマ **睡眠問題，スッキリ解決！**（仮題）
〜よくある「眠れない」へのアプローチ〜

森屋淳子，喜瀬守人／編

発行 羊土社

連載も充実！
総合診療で必要なあらゆるテーマを取り上げています！

忙しい診療のなかで必要な知識を効率的にバランスよくアップデートできます！

聞きたい！ 知りたい！ 薬の使い分け
日常診療で悩むことの多い治療薬の使い分けについて，専門医や経験豊富な医師が解説します！患者さんへの説明のコツも伝授！

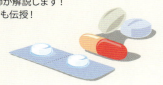

ガイドライン早わかり
（横林賢一，渡邉隆将，齋木啓子／編）

総合診療医が押さえておくべき各種ガイドラインのポイントをコンパクトにお届けします！

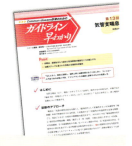

なるほど！ 使える！ 在宅医療のお役立ちワザ
在宅医療の現場で役立つツールや，その先生独自の工夫など，明日からの診療に取り入れたくなるお役立ちワザをご紹介！

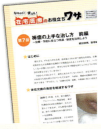

誌上EBM抄読会
診療に活かせる論文の読み方が身につきます！
（南郷栄秀，野口善令／編）

エビデンスを知っているだけでなく，現場での判断にどう活かしていくか，考え方のプロセスをご紹介します．実際のEBM抄読会を誌上体験！

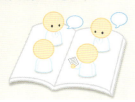

優れた臨床研究は，あなたの診療現場から生まれる
（福原俊一／監修　片岡裕貴，青木拓也／企画）

研究をやりたいけれど「何から始めればよいかわからない」「上手くいかない」など，不安や悩みをもつ方へ！臨床現場でどう実践するか，実例をもとに解説！

実践講座

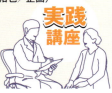

どうなる日本！？　こうなる医療！！
これからの医療をめぐる環境がどう変わっていくのか，医療提供システムはどのように変わっていくべきかなど，さまざまなテーマを取り上げます！

思い出のポートフォリオを紹介します
印象に残ったポートフォリオの実例を難しかった点・工夫した点などにフォーカスしてご紹介いただくコーナー．ポートフォリオ作成・指導のヒントに！

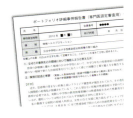

みんなでシェア！ 総合診療Tips
総合診療の現場で今から使える＆ずっと役立つTipsを，全国各地の専門医プログラムがリレー形式で紹介．各プログラム一押しのTipsを，みんなでシェアして，レベルアップ！

本コーナーはWebでもお読みいただけます！ ➡ QRコードからGO！

年間定期購読料　国内送料サービス

通常号（隔月刊6冊）	定価（本体15,000円＋税）	通常号（隔月刊6冊）＋増刊（増刊2冊）　定価（本体24,600円＋税）
通常号＋WEB版※	定価（本体18,000円＋税）	通常号＋WEB版※＋増刊　定価（本体27,600円＋税）

※WEB版は通常号のみのサービスとなります

詳細は www.yodosha.co.jp/gnote/

最新情報もチェック ➡ f gnoteyodosha　🐦 @Yodosha_GN

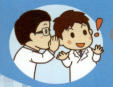

臨床検査専門医がコッソリ教える…検査のTips！

シリーズ編集／五十嵐 岳（聖マリアンナ医科大学 臨床検査医学講座）

第20回 がん遺伝子パネル検査における注意点とは？

橋詰令太郎

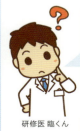

研修医 臨くん

先生，前回（2018年10月号）はがんゲノム医療のご説明，ありがとうございました！ 後日，同僚とその話をしていて疑問が浮かんだのですが… がん遺伝子パネル検査で得られた多くの情報の取り扱いにおいて，私たちが注意しなくてはならないことはないのでしょうか？

大切なところに気づいたね，臨くん．がん遺伝子パネル検査では，通常のコンパニオン診断と異なり"注意しなくてはならない点"があるんだ．今回はそれを解説するね！

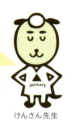

けんさん先生

 解 説

● コンパニオン診断とがん遺伝子パネル検査

　前回解説したとおり，近年，最適な既存治療薬の選択をするための治療前検査が行われるようになってきていて，これをコンパニオン診断というんだ．例えば，非小細胞肺癌においてはクリゾチニブというALK（anaplastic lymphoma kinase：未分化リンパ腫キナーゼ）阻害薬が有効かについての診断を行っているよ．

　このようにコンパニオン診断で得られる結果は，治療選択においてきわめて有用な情報となっているのだけれど，通常のコンパニオン診断は"1回の検査で1つの遺伝子"を調べることが多く，複数の遺伝子を検査するには，時間も費用もかかってしまうのが弱点なんだ．そこで，一部の施設では"1度に数十〜数百のがん関連遺伝子の配列決定"を行う，がん遺伝子パネル検査というものが行われつつある．これはもっぱら，次世代シーケンサー（next generation sequencer：NGS）という，塩基配列読み取りに関する基盤技術の進歩と相まっているんだよね．

● 生殖細胞系列変異と体細胞変異とは？

　基準となる参照配列との違いを意味する遺伝子変異には，体を構成する多くの細胞に存在する生殖細胞系列変異（germline mutation）と，腫瘍にのみ，つまり一部の体細胞のみに認められる体細胞変異（somatic mutation）の2種類がある．両者は，その情報のもつ意味が大きく異なるので，きちんと区別して考えなくてはならないんだ（表）．

● がん遺伝子パネル検査では，生殖細胞系列変異を見つけてしまうことがある

　前述したようにがん遺伝子パネル検査では一度に多くの遺伝子を調べるため，目的疾患の原因ではない，生殖細胞系列変異をたまたま検出してしまうことがある．これを偶発的所見，あるい

表　生殖細胞系列変異と体細胞変異の違い

	生殖細胞系列変異	体細胞変異
変異を有する細胞	身体を構成するすべての細胞[*1]	腫瘍など個人の身体の一部
可変性	一生不変	可変
共有性	血縁のある親族間で一定の割合で共有している	ない
次世代への伝播	子孫に遺伝する	遺伝しない
特定の疾患の発症予見性	ある	ない
非医学的対処可能性（結婚を含めた人生設計や，生殖に関する意思決定に影響をもたらすか）	ありうる	通常ない
医学的対処可能性	ある場合とない場合がある	ある場合とない場合がある

は二次的所見という[*2]．**生殖細胞系列変異は ① 血縁のある親族間での共有性，② 次世代への伝播，③ 特定疾患の発症予見性があるという特徴をもつため，この変異情報は"被験者の結婚や生殖といった人生設計に多大な影響を及ぼす"可能性が高い．そのため，"偶発的所見があった"という報告を被験者が希望するか否かは検査前に相談して決めておかなくてはならない**．これが，がん遺伝子パネル検査に，遺伝カウンセリング体制が必要な理由だよ．

　偶発的所見があっても知りたくないという被験者の意思は，十分尊重されるべきだよね．一方で，被験者が開示を希望しない場合でも，浸透率（遺伝子の異常をもっている場合に実際に発病する率）や重篤度が高く，有効な医学的対処法がある遺伝性疾患にかかわる変異の場合は，たとえ被験者の意思に反してでも本人や親族に開示することの合理性について，医師としての対応を十分に考えておかなくてはならない[*3]．これが"がん遺伝子パネル検査における注意点"となるんだ．

"子孫に遺伝する可能性のある"生殖細胞系列変異と，"腫瘍などにみられる"体細胞変異はしっかり区別しておこう！！

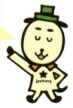

注釈
*1　モザイクや移植後を除く．
*2　偶発的所見と二次的所見は，厳密には異なる概念である．
*3　日本医療研究開発機構（AMED）ゲノム医療実用化推進研究事業「偶発的所見・二次的所見への対応についての検討と提言」で，本問題が詳細に論じられている．
　　http://www.biobank.amed.go.jp/content/pdf/elsi/IF-SF_Nakagama-Kato%20H29.3.24.pdf

※臨床検査医学会では，新専門医制度における基本領域の1つである臨床検査専門医受験に関する相談を受け付けています．専攻医（後期研修医）としてはもちろん，非常勤医員や研究生として研修に通うことでも受験資格を得ることができます．専攻した場合のキャリアプランならびに研修可能な施設について等，ご相談は以下の相談窓口までお気軽にどうぞ！！
日本臨床検査医学会 専門医相談・サポートセンター E-mail：support@jslm.org

※連載へのご意見，ご感想がございましたら，ぜひお寄せください！また，「普段検査でこんなことに困っている」「このコーナーでこんなことが読みたい」などのご要望も，お聞かせいただけましたら幸いです．rnote@yodosha.co.jp

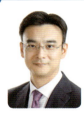

今月のけんさん先生は…
三重大学 修復再生病理学の橋詰令太郎でした！
リキッドバイオプシー，マルチオミックス情報，全エクソーム解析など，層別化ないし個別化医療として，ゲノム医療は急速に進展しています．読者の皆さんの多くが，この領域の中心的な世代になると思われます．しっかり理解して発展させていくようにしましょう！

日本臨床検査医学会 広報委員会
レジデントノート制作班：五十嵐岳，小倉加奈子，木村 聡，田部陽子，千葉泰彦，増田亜希子

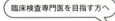

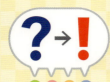

みんなで解決！病棟のギモン
研修医の素朴な質問にお答えします

10月号のテーマ 二次性高血圧のスクリーニング
12月号のテーマ グラム染色

監修／香坂 俊（慶應義塾大学医学部循環器内科）

第32回　抗核抗体が陽性だった！

太田裕一朗

本コーナーは初期研修医が日常臨床のなかで感じた**素朴な疑問**について，そのエッセンスを読みやすく解説するシリーズです．さて，今回はどんな質問が登場するでしょうか．

 今回の質問
とりあえず測った抗核抗体が陽性でした．どうしたらよいでしょうか？

 お答えします
そもそも「とりあえず」で抗核抗体は測定しないこと．病歴・身体所見から抗核抗体陽性となる膠原病が鑑別にあがる際に測定を依頼しましょう．今回のようなケースで抗核抗体が陽性の場合には，抗体価と染色パターンを見て，精査と専門医コンサルトを検討しましょう．

とりあえず抗核抗体？ 〜抗核抗体の感度・特異度

〜ある日のカンファレンスで〜

研修医：先生，先日不明熱で入院した30歳女性ですけど，入院時にとりあえず提出していた抗核抗体の結果が今朝返ってきました．160倍で陽性なので膠原病内科にコンサルトしようと思います！

指導医：よく毎日検査結果をチェックしていたね．ただ，抗核抗体陽性というだけで膠原病と判断するのはどうかな？ 間接蛍光抗体法の抗核抗体検査はどんな病院でも広く採用されているけど，先生は抗核抗体検査にどういうイメージをもってる？

研修医：うーん，ズバリ膠原病のスクリーニング検査というイメージです．そして，膠原病は専門性が高いから，抗核抗体陽性だったらコンサルトしないと対応できないかなと思ってました．

指導医：なるほどね．膠原病と一口に言っても1つの専門科を構成できてしまうくらいさまざまな疾患があるし，抗核抗体は健常人でも陽性になることがあるから，その解釈にはよくよく気をつけなきゃいけないんだ．ではまず，抗核抗体の健常人での陽性率を見てみようか（**表1**）．

表1 ● 健常人における抗核抗体の陽性率[1]

	健常人		
	計	男性	女性
人数	9,575	3,168	6,407
年齢	53.3 ± 13.4	55.4 ± 13.7	52.3 ± 13.2
≧40倍	45.2 %	38.9 %	48.4 %
≧80倍	12.5 %	8.5 %	14.5 %
≧160倍	2.8 %	1.6 %	3.4 %
≧320倍	1.3 %	0.6 %	1.7 %

指導医：この研究は滋賀県長浜市の健常人を対象とした疫学研究[1]で，抗核抗体のカットオフ値を40〜320倍としたときのそれぞれの陽性率を性別ごとに示したものなんだ．多くの病院では，抗核抗体のカットオフ値を40倍以上にしているけど，このカットオフ値だと**4割以上の健常人が陽性**と判定されてしまうことがわかるよね．

研修医：なるほど，これを見てしまうと抗核抗体が陽性だからといってすぐに膠原病という判断にはならなそうですね．

指導医：そのとおり！ アメリカの健常人に対する疫学研究[2]でも，カットオフ値を80倍以上とすると**13.8 %の陽性率**を示すというデータがあるんだ．長浜市の研究結果とほぼ同程度だよね．膠原病の診断における特異性を高めるためには，カットオフ値を**160倍以上**にした方がいいという意見が多いね．

研修医：わかりました．ありがとうございます．まず**カットオフ値の理解**からですね！

指導医：そうだね．さて，今度は抗核抗体の感度の話をしてみよう．抗核抗体は，膠原病だったらどのくらいの陽性率だと思う？

研修医：うーん，だいたいどの症例でも陽性なのかと思ってました．

指導医：（ガクッ）確かに全身性エリテマトーデス（systemic lupus erythematosus：SLE）や混合性結合組織病（mixed connective tissue disease：MCTD），全身性強皮症（systemic sclerosis：SSc）では大半の症例で抗核抗体が陽性になるけど（表2）…．次いで陽性率が高いのは，Sjögren症候群（Sjögren syndrome：SjS），多発性筋炎/皮膚筋炎（polymyositis / dermatomyositis：PM/DM）かな．あと，膠原病ではないけど自己免疫性肝炎でも抗核抗体は比較的高頻度で陽性になるよね．

　その一方で，最も代表的な膠原病である関節リウマチや，血管炎症候群，成人発症Still病，Behçet病など他の膠原病・膠原病類縁疾患では病的意義のある抗核抗体は出現しないんだ．もちろん，健常人でも抗核抗体が陽性になりうるように，これらの膠原病だからといって抗核抗体が必ず陰性というわけでもないんだけどね．

研修医：そうすると，抗核抗体が**陰性だったとしても，すぐに鑑別疾患から除外できるのはSLE，MCTD，SSc**くらいってことになりますね．

指導医：鋭いね！ だから，とりあえず抗核抗体を測ればいいのではなくて，「その患者さんはどのくらい抗核抗体が高確率で陽性になる疾患らしいのか」を病歴聴取や身体所見からよく考えたうえで抗核抗体を測るべき，ということだよ．

表2 ● 各疾患における抗核抗体陽性率

抗核抗体が陽性となりうる代表的な疾患	陽性率
全身性エリテマトーデス（SLE）	〜95％
混合性結合組織病（MCTD）	100％
全身性強皮症（SSc）	〜90％
Sjögren症候群（SjS）	60〜80％
多発性筋炎・皮膚筋炎（PM/DM）	50〜70％
関節リウマチ（RA）	40〜50％
自己免疫性肝炎	50〜90％
慢性甲状腺炎	20〜30％
重症筋無力症	20〜30％
その他：Raynaud病，特発性間質性肺炎，悪性貧血，炎症性腸疾患，伝染性単核症など	

文献3より引用．

抗核抗体のパターン 〜抗核抗体陽性のときに考えるべきこと

研修医：この患者さんは，背景に不明熱があり，膠原病の可能性も考えて抗核抗体を提出したのですけど，160倍だとやっぱり膠原病内科にコンサルトしたほうがよさそうですね．

指導医：そうだね．ではここで，もう1つ勉強してみよう．抗核抗体が陽性の場合に重要になってくるのが染色パターンなんだけど，それについては何か知ってることはある？

研修医：教科書とかでは勉強しましたけど，細かすぎていつもわからなくなってしまいます．この患者さんは均質型と出ているのですが….

指導医：最低限知っておくべきなのは，頻度の高い**均質型（homogeneous型）**と**斑紋型（speckled型）**，そして頻度は低いけど疾患特異抗体と一対一対応になる**散在斑紋型（discrete speckled型またはcentromere型）**と**辺縁型（peripheral型またはshaggy型）**なんだ．これらの型の場合には，保険適応範囲内で具体的な自己抗体の検査を追加できるからね（図，表3）．

研修医：頭が痛くなってきますね….

指導医：均質型が高力価陽性の場合にはSLEで出現する抗DNA抗体か抗ヒストン抗体の可能性があるから，抗dsDNA抗体（ELISA法）か抗DNA抗体（RIA法）を追加で提出しよう．斑紋型が高力価陽性の場合には，抗Sm抗体，抗U1RNP抗体，抗SS-A抗体，抗SS-B抗体，抗Scl-70抗体，抗RNAポリメラーゼⅢ抗体が自己抗体で検出される可能性があるから，SLE，SSc，MCTD，SjSなどの疑われる症例で追加の自己抗体検査を追加するのがいいんだ．

研修医：なるほど，これまで抗核抗体が陽性のときは膠原病内科にそのまま送っていましたが，患者さんの状態と抗核抗体の型に応じてこれらの検査を確認しておくといいんですね．

指導医：そうだね．健常人で低力価の抗核抗体が検出される場合には多くが均質型か斑紋型のどちらかあるいは両方になるけど，これは抗DNA抗体や抗Sm抗体のような疾患特異抗体ではなく，病的意義のない抗原に対する抗体が出現しているということなんだ．だから，さっきも言ったように，追加の自己抗体を調べるのは均質型や斑紋型が高力価のときということになるよ．

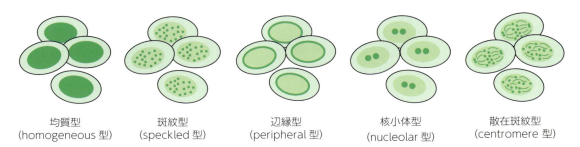

図 ● 抗核抗体の染色パターン
文献4より引用．

表3 ● 保険範囲内で測定可能な主要な自己抗体と抗核抗体パターン

抗核抗体パターン	対応する自己抗体（保険適応）	可能性がある疾患
均質型（homogeneous型）	抗DNA抗体（RIA法）	SLE
	抗dsDNA抗体（ELISA法）	
斑紋型（speckled型）	抗Sm抗体	SLE
	抗U1RNP抗体	MCTD，SLE，PM/DM，SSc
	抗SS-A抗体	SjS
	抗SS-B抗体	
	抗Scl-70抗体	SSc
	抗RNAポリメラーゼIII抗体	SSc
散在斑紋型（discrete speckled型またはcentromere型）	抗セントロメア抗体	SSc，SjS，原発性胆汁性肝硬変
辺縁型（peripheral型またはshaggy型）	抗DNA抗体（RIA法）	SLE
	抗dsDNA抗体（ELISA法）	

研修医：そうすると，この症例では均質型160倍でそこそこ高力価なので，SLEを考えて抗dsDNA抗体を出してみたいと思います！なんだか，細かいところがわかってくると抗核抗体もおもしろいですね．残りの型についてもぜひ教えてください！

指導医：いい心意気だね．辺縁型と散在斑紋型の場合は例外で，辺縁型になるのは抗DNA抗体もしくは抗dsDNA抗体だけ，散在斑紋型になるのは抗セントロメア抗体だけだから，たとえ低力価陽性だとしても疾患特異性のある抗体の存在が推察されるんだ．抗DNA抗体ならばSLEだし，抗セントロメア抗体ならば典型的にはSScだけど，SjS，原発性胆汁性肝硬変などの可能性もあるよね．

研修医：そうなんですね，あまり見たことがない型なので，次に抗核抗体を測定するときには気をつけて結果を見たいと思います．

指導医：そうだね．単に「抗核抗体が陽性だから膠原病内科にコンサルトする」のではなくて，自分なりに病態を考察する癖をつけると，内科医としてのレベルも上がると思うよ．

自己抗体と病態・予後との関連 ～抗細胞質抗体と皮膚筋炎

～数日後のカンファレンスで～

研修医：先生，先日はありがとうございました．あの患者さんはやっぱり抗dsDNA抗体が陽性になって，腎生検でループス腎炎も出たのでSLEの診断になりました．

指導医：きちんと診断がついたんだね．それはよかった．

研修医：ところで，別の症例のことで相談があるのですが，抗核抗体の結果は陰性なのですけど横に細胞質型+って書いてあるんです．これってどういうことですか？

指導医：それもいい質問だね．間接蛍光抗体法の抗核抗体検査は，本来の目的は核の染色を検出することなんだけど，細胞質が染まるパターンになることもあるんだ．その場合は細胞質のさまざまな抗原に対する自己抗体，すなわち抗細胞質抗体の存在を示唆することになるんだよ．

研修医：抗細胞質抗体ってあんまり学生のころは習わなかったように思いますが…．

指導医：そうだね．細胞質に存在する抗原もたくさんあるから詳細には説明しきれないけど，覚えておいてほしいのは**多発性筋炎/皮膚筋炎（PM/DM）で出現する自己抗体には細胞質型になるものが多い**ということなんだ．

研修医：PM/DMといえば，抗Jo-1抗体がすぐに思い浮かびますが…．

指導医：その抗Jo-1抗体を含めて，アミノアシルtRNA合成酵素（aminoacyl-tRNA synthetase：ARS）に対する自己抗体（抗ARS抗体）はPM/DMに特徴的な自己抗体として知られていて，抗ARS抗体を検出するELISA法が2015年から保険適応になったんだ．

抗ARS抗体の対応抗原は細胞質に存在するから，抗ARS抗体陽性症例に抗核抗体検査をすると細胞質型として報告されることがある．抗ARS抗体陽性のDMでは，間質性肺炎や機械工の手（第1指の尺側面および第2～5指の橈側面に生じる角化性皮疹）を呈する頻度が高く，間質性肺炎は初期の治療反応性がよいものの再燃をくり返して徐々に呼吸機能が低下していくという臨床的特徴をもつことが知られているからなどれないよ．

研修医：そうなんですか，いろいろと新しいことがわかってきているのですね．

指導医：DMに特異的な抗体のうち抗MDA-5抗体も細胞質型になることがあるんだけど，抗MDA-5抗体というのは聞いたことある？

研修医：いえ，よく知らないです．

指導医：抗MDA-5抗体陽性のDMの多くは，ゴットロン徴候（手指，肘，膝などの関節伸側面に生じる角化性紅斑）や逆ゴットロン徴候（手指関節の屈側面に生じる鉄棒まめ様の角化性紅斑）などの特徴的な皮疹を呈する一方，筋症状はあったとしてもごくわずかで，無筋症性皮膚筋炎といわれるんだ．急激に進行する間質性肺炎を呈して3～5割程度が数カ月の経過で死の転帰を辿るという，膠原病領域において最も短期的予後不良といっても過言ではない疾患なんだよ．

研修医：そんな恐ろしい疾患もあるんですね．今回の症例は，ほんのちょっと間質性肺炎があって入院しているんですけど，確かに指に皮疹があったような気がします．

指導医：そういう症例は，抗MDA-5抗体陽性の可能性もある

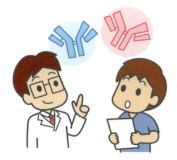

から検査を追加したほうがいいのと，その結果が出る前に早く膠原病内科にコンサルトした方がいいよ．膠原病は，多くの疾患が慢性から亜急性の経過を辿るけど，なかには抗MDA-5抗体陽性例のように激烈で致死的な経過になる疾患もある．検査も重要だけど，**病歴と身体所見からどのような膠原病が鑑別にあげられるか**，が最も大事なことだと思うよ．

研修医：ありがとうございます！

結局いつ抗核抗体を測定すればいいの？～抗核抗体をスクリーニングすべきとき

研修医：いろいろと教えてもらって，ちょっと頭がいっぱいいっぱいになってきているのですが，根本的な質問をしてもいいですか？

指導医：どうしたんだい，急に改まって．

研修医：抗核抗体の感度・特異度とか，型のこととかはわかったんですけど，そうすると結局いつ抗核抗体を測定したらいいのかわからなくなってきました．そのコツを教えてほしいです．

指導医：それは端的に言うと，「**抗核抗体が陽性となる膠原病（抗核抗体関連膠原病）が鑑別にあがるとき，すなわちSLE，MCTD，SSc，SjS，PM/DMが鑑別にあがるとき**」ということだよ．

研修医：どの疾患もあんまり詳しくないので，なかなか鑑別にあげるのが難しいです…．

指導医：確かに，膠原病は見慣れていないと鑑別にあげるのが難しいときもあるよね．**表4**に代

表4 ● 抗核抗体を測定すべき徴候

抗核抗体を測定すべき徴候・病態	鑑別となる抗核抗体関連膠原病	鑑別となるその他の膠原病	抗核抗体以外に測定すべき自己抗体	備考
不明熱	SLE，MCTD	血管炎，悪性関節リウマチ，成人Still病など	ANCA，RF，抗CCP抗体など	内科医があげるべき鑑別疾患は多岐にわたる
関節痛	SLE，MCTD，SSc，SjS，PM/DM	関節リウマチ，血管炎，脊椎関節症など	RF，抗CCP抗体，ANCAなど	鑑別の難しい疾患が多い
肺胞出血	SLE，MCTD	ANCA関連血管炎，抗GBM抗体病など	ANCA，抗GBM抗体など	精査結果を待たずに治療が必要となる症例あり
間質性肺炎	MCTD，SSc，SjS，PM/DM	関節リウマチ，ANCA関連血管炎など	抗ARS抗体，抗MDA-5抗体，RF，抗CCP抗体，ANCAなど	間質性肺炎のみが全身症状に先行する場合があるので，各抗体スクリーニングを実施する
糸球体腎炎	SLE，MCTD，SjS	ANCA関連血管炎，抗GBM抗体病など	ANCA，抗GBM抗体など	精査結果を待たずに治療が必要となる症例あり
Raynaud現象	SLE，MCTD，SSc			両者とも膠原病の可能性が高い徴候
手指硬化	MCTD，SSc			
筋力低下・筋痛	SLE，MCTD，PM/DM	ANCA関連血管炎，リウマチ性多発筋痛症など	抗ARS抗体，抗MDA-5抗体，ANCAなど	近位筋優位の徴候であれば膠原病精査が必要
粘膜乾燥症状	SjS	IgG4関連疾患など	抗SS-A抗体	抗SS-A抗体単独陽性例は抗核抗体陰性となりうる

表的な徴候と鑑別にあがる抗核抗体関連膠原病についてまとめたから参考にしてみて．このような徴候がある場合には，抗核抗体をスクリーニング的に提出しつつ，各種精査を進めていくとよいよ．

研修医：これは助かります！

指導医：注意すべきなのは，どの膠原病も感染症や悪性腫瘍との鑑別が重要になるから，抗核抗体だけ調べればいいというのではなくて，鑑別を広くあげて検査で狭めていくという姿勢を忘れないことだよ．

参考文献

1) Terao C, et al：Association between antinuclear antibodies and the HLA class II locus and heterogeneous characteristics of staining patterns：the Nagahama study. Arthritis Rheumatol, 66：3395-3403, 2014
2) Satoh M, et al：Prevalence and sociodemographic correlates of antinuclear antibodies in the United States. Arthritis Rheum, 64：2319-2327, 2012
3) 三森経世：自己抗体（抗核抗体，リウマトイド因子）．内科, 118：555-558, 2016
4) Pisetsky DS：Antinuclear antibody testing-misunderstood or misbegotten? Nat Rev Rheumatol, 13：495-502, 2017

太田裕一朗（Yuichiro Ota）

慶應義塾大学医学部内科学教室（リウマチ・膠原病）
専門：膠原病全般
いろいろ書きましたが結局「困ったときは，迷って診断が遅れるより膠原病内科コンサルトすべき」なのではないかと思えてきた今日この頃です…．不明熱や関節痛の鑑別は専門医でも難しいのですよ．

Book Information

肺癌薬物療法のエビデンスとコツ
なぜその治療を選ぶのか、エキスパートの考え方教えます

近刊 10月中旬発行予定

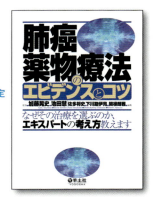

監修／加藤晃史，池田　慧　編集／佐多将史，下川路伊亮，関根朗雅

- □ 定価（本体 5,500円＋税）　□ B5判　□ 約220頁　□ ISBN978-4-7581-1839-2

- ● 症例をベースに治療選択に役立つエビデンスと考え方を解説！
- ● 2ndライン以降や有害事象などについても紹介！
- ● 考え方からわかるから，自分でも実践できる！

増える薬剤，エビデンス…困ったらプロに聞いてみよう！

非専門医が診る しびれ
しびれパターンによる分類と
病態生理からわかる鑑別疾患

新刊

著／塩尻俊明

- □ 定価（本体 4,500円＋税）　□ B5判　□ 198頁　□ ISBN978-4-7581-1840-8

- ● しびれのパターン（部位や経過など）ごとに疾患を分類
- ● それぞれの疾患の典型例，非典型例，鑑別疾患を，病態生理から解説
- ● 非専門医の立場での診断・治療や，コンサルトのタイミングも紹介

鑑別疾患や非典型例も、病態生理からの解説で腑に落ちる！

癌の画像診断、重要所見を見逃さない
全身まるごと！
各科でよく診る癌の鑑別とステージングがわかる

新刊

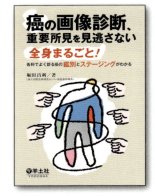

著／堀田昌利

- □ 定価（本体 4,000円＋税）　□ A5判　□ 187頁　□ ISBN978-4-7581-1189-8

- ● 各科で診る機会の多い癌に絞って早期発見のコツ，腫瘤発見時の対応，ステージング・良性/悪性の鑑別などを平易に解説
- ● 解剖やリンパ節の解説もあるので，全ての医師にお勧め！

全身を1冊で網羅した今までにない癌の画像診断入門書

発行　羊土社 YODOSHA

〒101-0052　東京都千代田区神田小川町2-5-1　TEL 03(5282)1211　FAX 03(5282)1212
E-mail：eigyo@yodosha.co.jp
URL：www.yodosha.co.jp/

ご注文は最寄りの書店，または小社営業部まで

Book Information

本当にわかる 精神科の薬はじめの一歩 改訂版
具体的な処方例で経過に応じた
薬物療法の考え方が身につく！

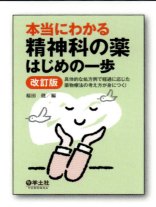

編集／稲田　健
□ 定価（本体 3,300円＋税）　□ A5判　□ 285頁　□ ISBN978-4-7581-1827-9

- プライマリケアで役立つ向精神薬の使い方を、キホンに絞ってやさしく解説！
- 具体的な処方例で、薬の使い分け、効果や副作用に応じた用量調整、やめ時、減らし方、処方変更など処方のコツやポイントがわかる

好評書の改訂版！新薬追加，適応拡大を反映しアップデート

改訂第3版 ステロイドの選び方・使い方ハンドブック

編集／山本一彦
□ 定価（本体 4,300円＋税）　□ B6判　□ 375頁　□ ISBN978-4-7581-1822-4

- 具体的な処方例・幅広い疾患の解説などいいところはそのままに，内容のアップデートを行い，新規項目を追加．
- 対応疾患は48！さらに充実の1冊となりました．

「ステロイドの実用書といえばこの1冊」の大好評書が改訂！

病態で考える 薬学的フィジカルアセスメント
41の主訴と症候から行うべきアセスメントがわかる

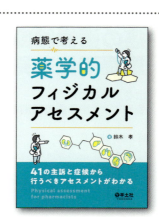

著／鈴木　孝
□ 定価（本体 3,800円＋税）　□ B5判　□ 292頁　□ ISBN978-4-7581-0940-6

- 41に及ぶ主訴・症候ごとに，考えられる原因疾患を病態をふまえて解説！
- 病態把握のために必要なアセスメントと方法，評価を根拠から解説！
- よりよい薬物治療，薬学的管理にすぐに活かせる！

症状に応じた適切なフィジカルアセスメントで，病態把握に役立つ！

発行　羊土社 YODOSHA
〒101-0052　東京都千代田区神田小川町2-5-1　TEL 03(5282)1211　FAX 03(5282)1212
E-mail：eigyo@yodosha.co.jp
URL：www.yodosha.co.jp/

ご注文は最寄りの書店，または小社営業部まで

シリーズ
よく使う日常治療薬の正しい使い方

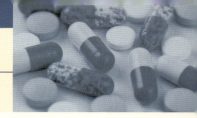

心不全治療薬の正しい使い方
臨床シナリオに沿って心不全に対する薬をどう使うか

猪又孝元（北里大学北里研究所病院 循環器内科）

◆薬の使い方のポイント・注意点◆

- 心不全の治療は，症状をよくする「目に見える治療」と予後を改善する「目に見えない治療」とに分類できる
- 急性期は「目に見える治療」を行い，慢性期は「目に見えない治療」を基軸に「目に見える治療」で補う
- 「目に見えない治療」において，「目に見えて」観察すべきは副作用の出現である

1. 病態と薬の作用機序

心不全の治療は，大きく2つに目的が分かれる．1つは，症状をよくするための「目に見える治療」．もう1つは，予後を改善する，すなわち長生きさせてくれるための「目に見えない治療」である（図1）[1,2]．心不全急性期ではまず，患者さんの苦痛を取り除き，ときには命を救う管理を優先する．これはまさしく「目に見える治療」であり，うっ血を解除する治療が主体となる．うっ血を解除する薬剤としては，利尿薬と血管拡張薬がある．その他，低心拍出をきたした場合には強心薬を，また不整脈を含めた心拍数の調整には抗不整脈薬やペースメーカを用いる．

一方，その場を乗り切っても，病態そのものに手を加えないと，水面下での心不全の進行は収まらない．「目に見えない治療」は，神経体液性因子による病態の悪性サイクルを抑制し，予後を改善させる．治療にはACE阻害薬やアンジオテンシンII受容体拮抗薬（ARB），β遮断薬，抗アルドステロン薬が用いられる．慢性期は，「目に見えない治療」が基軸となるが，症状がとれない場合は利尿薬などの「目に見

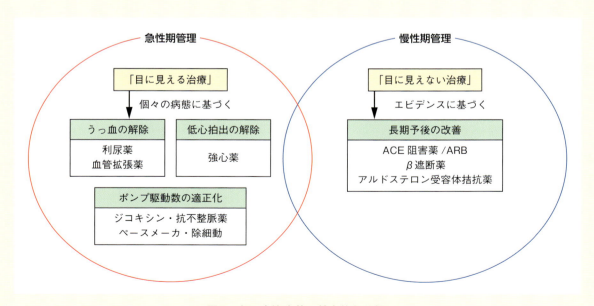

図1 心不全治療薬の基本的な分類

える治療」で補う．なお，左室駆出率の保たれた，いわゆる拡張障害では，予後を改善させる「目に見えない治療」薬は見つかっていない．

2．薬の選び方，使い方
1）目に見える治療
❶ 利尿薬

血管拡張薬とともに，うっ血を解除する働きをもつ．特に，古くから使われているループ利尿薬は「天井知らず」といわれるほど強力な利尿作用をもち，今でも第一選択である．まずは呼吸困難などをよくすることが大切であり，副作用はその後の課題と割り切る．ただし，必要以上のループ利尿薬は，さまざまな弊害をもたらす．特に低カリウム血症は致死的不整脈に連結するため，血清K値を4 mEq/L以上に保つ．ループ利尿薬を効果的に効かせるためには，血圧を保持し，ACE阻害薬やARBを併用する．なお，高齢者では長時間作用型のアゾセミドなどが服薬アドヒアランス的に好まれ，長期予後にも有利との報告がある．

ループ利尿薬を慢性投与すると，遠位尿細管の細胞肥大を通じ，Na再吸収が下位ネフロンにシフトするため，利尿効果が減弱する．その際には，サイアザイドなど作用部位が異なる他剤を併用することで利尿が増強することがある．バソプレシン拮抗薬も，ループ利尿薬耐性例で用いられる．特に，重症心不全で散見される低ナトリウム血症を是正する効果が高い．血管内の有効血液量を保持させ，血行動態への影響が少ない．

【処方例】

- フロセミド（ラシックス®）
  経口は1回40〜80 mg　1日1回，静注は20〜120 mg　1日1回
- アゾセミド（ダイアート®）
  1回60 mg　1日1回
- トラセミド（ルプラック®）
  1回4〜8 mg　1日1回
- トリクロルメチアジド（フルイトラン®）
  1回1〜2 mg　1日1〜2回
- トルバプタン（サムスカ®）
  1回7.5〜15 mg　1日1回

❷ 血管拡張薬

硝酸薬は，静脈系を中心に血管を拡張させ，前負荷を軽減させる．耐性が出現しやすいため，症候改善を目的に効かせたい時間帯に使用を限局させる．カルペリチドは血管拡張作用とともに，軽度ながら利尿作用があり，体液過多の乏しい症例では，血圧が急降下する場合がある．0.0125〜0.025 μg/kg/分の低用量で使われることが多い．

【処方例】

- ニトログリセリン（ミリスロール®）
  0.5〜10 μg/kg/分
- 硝酸イソソルビド（ニトロール®）
  0.5〜3.3 μg/kg/分
- カルペリチド（ハンプ®）
  0.025〜0.2 μg/kg/分
- ニコランジル（シグマート®）
  0.05〜0.2 mg/kg/時

❸ 強心薬

心筋細胞内サイクリックAMP上昇が，心収縮能向上を介して心拍出量上昇をもたらす．多くは心拍数上昇を同時に伴うが，ジゴキシンでは徐拍化効果が際立つ．

心拍出補助への必要量は，漸増しながら確認する．ホスホジエステラーゼ阻害薬では，血管拡張を併せもつため血圧低下に対して留意する．ジゴキシンは，0.125 mg前後の内服で最も予後が良好とされるが，徐拍化効果は用量依存性である．

重症例での使用が多いため，致死的不整脈への監視が必要である．ジゴキシンでは過量投与による中毒に留意するが，特にワルファリンやアミオダロン併用時に気をつける．

【処方例】

- ドブタミン（ドブトレックス®）
  1〜20 μg/kg/分
- ミルリノン（ミルリーラ®）
  0.1〜0.75 μg/kg/分
- ピモベンダン（アカルディ®）
  1回1.25〜2.5 mg　1日1〜2回
- ジゴキシン（ジゴシン®）
  1回0.125〜0.25 mg　1日1回

2）目に見えない治療

❶ ACE阻害薬とARB

ACE阻害薬やARBは，予後を改善させる「目に見えない治療」である．ただし，血管拡張作用を通じてうっ血解除にも効果があり，同時に「目に見える治療」効果も有している．つまり，一挙両得の便利な薬剤である．臨床効果はほぼ同等だが，歴史が長い分，ACE阻害薬には実績に伴う信頼感がある．ACE阻害薬はときに空咳の副作用があり，その際にはARBで代用する．

すべての心不全患者に投与すべきといってもよいくらいの基本薬だが，血圧の過度な降下や腎機能の悪化，血清K値の上昇がときに現れる．

ところで，血管が拡張すると血圧が低下するが，後負荷が軽減することで心臓は楽になる．しかし，心臓以外の臓器は，少なくとも短期的には，極端に低い血圧では臓器低灌流で正常に働けない．立ちくらみは脳の，尿量低下は腎臓の，それぞれ低灌流を示す代表的な徴候である．血管拡張薬によってもたらされる，低心機能例での望ましい血圧値とは，他臓器が我慢できるぎりぎり低めの血圧である．

【処方例】

- エナラプリル（レニベース®）
  1回2.5～10 mg　1日1回
- リシノプリル（ロンゲス®）
  1回2.5～10 mg　1日1回
- カンデサルタン（ブロプレス®）
  1回4～12 mg　1日1回

❷ β遮断薬

短期的には心機能を低下させ，徐拍化させるため，いかに失敗せずに導入できるかがポイントである[3]．工夫点をまとめておく．① 利尿薬で体液コントロールをdry気味に下ごしらえする．② 投与量を少量からゆっくり増やし，各増量の直前に体が耐えられているかを確認する（図2）．気管支喘息と心ブロックは禁忌であり，重症心不全，徐脈，高度弁逆流症，高度腎機能障害は高リスクである．③ 心機能や心不全の改善は導入3カ月以降に出現するため，導入直後はむしろ不安定と考えるべきで，患者には「ここからが第2のスタート」との説明を加える．

なお，β遮断薬は一部の症例で，大きい心臓を小さくし，悪い動きをよくする．これは左室逆リモデリングと呼ばれ，心臓の形態変化という「目に見える」指標が，「目に見えない」予後の改善を強く示唆する．

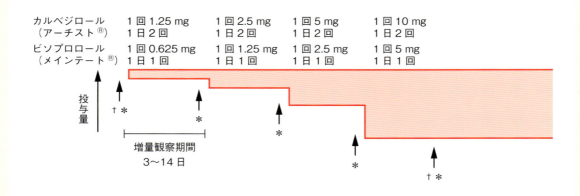

図2　心不全例でのβ遮断薬導入法
増量観察期間：NYHA Ⅱ度以下；入院中3～5日，外来時14日．NYHA Ⅲ度以上；入院中5～7日，外来導入には留意．
導入時検査　＊：自覚症状，身体所見，体重，12誘導心電図．†：BNP，胸部X線，心エコー図．
北里大学病院心不全β遮断薬マニュアルより抜粋（猪又らによる）．

【処方例】
- カルベジロール（アーチスト®）
  1回1.25〜10 mg　1日2回
- ビソプロロール（メインテート®）
  1回0.625〜5 mg　1日1回

❸ アルドステロン受容体拮抗薬

　今や利尿薬とは見なさず，「目に見えない治療」を担う神経体液性因子調整薬と認識されている．ACE阻害薬では抑制しきれないアルドステロン上昇を防ぐ．ACE阻害薬との併用が基軸となるため，高カリウム血症には留意が必要である．1〜2割に女性化乳房を認めるが，ミネラルコルチコイド受容体阻害の選択性を高めたエプレレノンではその頻度が低い．

【処方例】
- スピロノラクトン（アルダクトン®A）
  1回12.5〜50 mg　1日1回
- エプレレノン（セララ®）
  1回25〜50 mg　1日1回

3）実際の処方例

❶ 急性心不全

　臨床像：起坐呼吸で入院．収縮期血圧120 mmHg．高度な下腿浮腫がある．

【処方例】

酸素投与のうえで，
- フロセミド 20 mg 静注
- 硝酸イソソルビド　1 μg/kg/分から開始し，漸増のうえ 3 μg/kg/分前後で維持．

❷ 慢性心不全

　臨床像：NYHA分類Ⅲ度（軽い労作で息切れ）．軽度な下腿浮腫がある．左室駆出率38 %．心拍数72/分，収縮期血圧120 mmHg，Cr 0.9 mg/dL，K 4.2 mEq/L．

【処方例】
- エナラプリル 1回 5 mg　1日1回（朝）
- カルベジロール 1回 10 mg　1日2回（朝夕）
  （少量から漸増）
- スピロノラクトン 1回 25 mg　1日1回（朝）
- フロセミド 1回 20 mg　1日1回（朝）

引用文献

1) 猪又孝元：ACE阻害薬．「心不全を予防する」（和泉徹，他/監），pp187-192，中山書店，2006
2) 日本循環器学会／日本心不全学会合同ガイドライン．急性・慢性心不全診療ガイドライン（2017年改訂版）
http://www.j-circ.or.jp/guideline/pdf/JCS2017_tsutsui_h.pdf
3) 猪又孝元：β遮断薬．「心不全ケア教本」（眞茅みゆき，他/編），pp143-148，メディカル・サイエンス・インターナショナル，2012

【著者プロフィール】
猪又孝元（Takayuki Inomata）
北里大学北里研究所病院 循環器内科

循環器セミナー実況中継 The Reality of Drug Prescription

the great debates from CADET

患者さんとしっかり向き合え！

監修／西原崇創　編著／水野 篤，西原崇創，田中寿一，永井利幸，山根崇史，香坂 俊

本連載はCarDiovascular Education Team（CADET）による若手医師のための循環器教育セミナーを再構成してお届けします．

第10回　循環器関連薬剤⑩ 抗凝固薬：後編 コミュニケーション重視の時代へ

はじめに

前回（2018年10月号）は，抗凝固療法の基本的考え方 "shared decision making（共有意思決定）" について議論しました．

さて，今回は抗凝固薬の後編ですが，実は抗凝固薬自体についての議論は前回でほとんど終了してしまっています．

おいおい…と言われてしまいそうですが，後半は腰を据えて考えていただきたい話題に触れたいと思います．DOAC（direct oral anticoagulants：直接経口抗凝固薬）の登場は抗凝固療法の議論を一変させました．従来から用いられてきたワルファリンとは全く異なり格段の使いやすさがある反面，コストを考えることも重要であることが認識されました．

今回はDOACだけに頼るのではなく処方の際に考えていただきたい，絶対リスクにもとづく shared decision making について触れてみたいと思います．

1　DOALを処方されている機械弁置換後の患者さん

水野　早速ですが，ここで症例提示をしたいと思います．

> **症例呈示**
>
> 57歳男性，修正大血管転位の方です．修正大血管転位で体心室側の弁閉鎖不全に対して，機械弁で置換術が行われています．抗凝固療法としてダビガトランが処方されていました．解剖学的右室が体心室（全身に血流を送り出す心室）であるため心機能低下が顕著になり，心不全治療が必要でした．今回は，右上肢のしびれと冷感を訴えています．

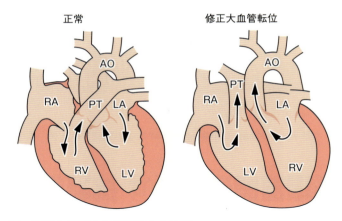

図　正常と修正大血管転位との比較
AO：大動脈，RA：右房，PT：肺動脈幹，LA：左房，RV：右室，LV：左室．
文献1より引用．

水　野　そもそも修正大血管転位という疾患はご存知でしょうか？

参加者A　名前くらいは….

水　野　せっかくなのでここで修正大血管転位という疾患も解説させていただきます．そもそも，修正大血管転位で記憶しておいてほしいこととしては，体心室が右室であること，大動脈と肺動脈が交差せず並行に走っていることです（図）[1]．実際に何が問題になるかというと，体心室が右室であるため，拍出不良であったり，房室弁閉鎖不全症（逆流）になったり，不整脈が出たりということで心不全になるということです．このことをよく記憶しておいていただけたらOKです．
　ところで，今回の論点はそこではないのです．症例を要約すると，機械弁置換術後でダビガトランを内服していた心不全の患者さんというわけです．その方が右上肢のしびれと冷感を自覚し受診しました．さて，診断は何でしょう？

参加者B　脳卒中でしょうか….

水　野　いいですね～，これだけでは診断つかないと思いますが，診断は鎖骨下動脈塞栓症でした．

2　心房細動患者以外における抗凝固療法

水　野　さて，前回同様，抗凝固薬の議論を行いたいと思います．前回は心房細動における抗凝固薬はDOACならどれでも一緒で，shared decision makingしながら最良の方法を自分たちで選択するみたいな話をしていました．では，今回の症例は前回と何が違うのでしょうか？

参加者C　心房細動ではない？

水　野　そうです．抗凝固薬というものが実際に処方される機会は心房細動だけではありません．ただ，患者さんの比率は圧倒的に心房細動が多いので，まず心房細動を理解していただき，そのあとにその他の疾患を理解していただくのが初学者にとってもいいはずです（遭遇頻度が違いますので）．さて，今回の抗凝固薬の適応要因は何でしょうか？

参加者C　うーん，機械弁ですか？

水野　いいですね〜．機械弁の抗凝固療法について何かご存じですか？

参加者C　ワルファリンがいつも使われているイメージがありますけど，DOACを使って大丈夫なんですか？

水野　そこです．今回はまず，機械弁にDOACを使ってよいのかということです．まずガイドライン上ではダメです．これには根拠としてダビガトランとワルファリンで機械弁置換術後例を比較した，RE-ALIGN試験[2]があります．この結果は皆さんご存知でしょうか？ 結果は機械弁置換群でのダビガトランで出血・塞栓イベントが多く，試験は途中で中止となりました．これ以降，機械弁＝DOACはダメと記憶されている先生も多いのではないでしょうか？ つまり，今のところ機械弁にはDOACは使用しません！ ここが大切．

　さらにもう少しだけいきましょう．ほかに抗凝固薬の適応疾患ってありますか？

参加者D　深部静脈血栓症とか？

水野　いいですね．そうです．深部静脈血栓症と肺塞栓を合わせてVTE（venous thromboembolism：静脈血栓塞栓症）といって，国家試験でも学習するような抗凝固薬の適応です．つまり，これも当然DOACの使用を考えます．ここで大切なこととして，DOACは使えますか？

参加者D　使っていたような…．

水野　はい．エドキサバンを皮切りにDOACが使用できます[3]．ちなみに，初期投与量と維持量など心房細動と異なる部分があるので注意してください．さらに，ダビガトランは適応になっていません．抗凝固療法という領域において，医学的な適応，さらには保険適応という二重の縛りでそれぞれの薬剤が使用できたり使用できなかったりすることは，皆さん知っておくべきだと思います．

3　「全か無かの法則」から「shared decision making」へ

水野　さて，ここから少し重めな話です．RE-ALIGN試験より，機械弁での抗凝固療法は医学的に不適切ということでした．ここで重要なのは，機械弁だったらDOACは駄目というのはスーッと頭に入るのですが，この試験で何％塞栓症が起きたかという実数はあまり記憶に残らないということです．何％と何％で中止になったかご存知ですか？

参加者D　覚えてないです…．

水野　内訳は，脳卒中がダビガトラン群9例（5％）に対してワルファリン群0例，心筋梗塞はそれぞれ3例（2％）と0例，さらには死亡例は1例（＜1％）と2例（2％）でした．

　前回の議論で心房細動であればCHADS₂スコアをつけるというところまではわかりやすいですよね．スコアをつけて1点だったら内服を推奨するというような，**全か無かの法則**にはわれわれはすごく強いんです[4]．ただ，ここで重要なことはCHADS₂スコアが1点であれば脳卒中リスクが何％になるのかということです．どの程度かご存知ですか？ 年間2％前後です．一般の人が脳卒中の発症率2％前後と言われて，そのリスクを減らすために薬を飲みたいと思うかどうか，これはとても重要な部分です．われわれはCHADS₂スコア1点であれば

内服を強く勧めますが，実際に脳卒中は2％前後しか起きないわけです．**抗凝固薬を内服すれば脳卒中は何％になるのか？ これを皆さんが知っているかどうかということはとても重要なのではないかと思うのです．実際のリスクを絶対リスクから算出して層別化し，具体的に患者さんへ情報を提示する**，そんな時代になったのではないかと思います．

4 患者説明はより具体的に行う時代へ

香坂 で，結局どれが最も優れた薬剤なのですか？

水野 結局はどれが優れているということは言えないと思います．そういう意味では，どれでもいいのだと思います．重要なのは，**今回議論してきたようなことをしっかり患者さんへ説明できるかどうかではないでしょうか**．

西原 脳卒中の発症率が年間2％前後だと説明すると，患者さんは98％は大丈夫なのではないかと思うはずです．そういった意味では，結局，患者さんへの説明は全か無かで説明せざるを得ない部分もあると思っています．

水野 そうですね．おそらく今後は客観的事象や頻度に関してAIのようなものがある程度は教えてくれる時代がくると思っています．したがって，医師の仕事はよりコミュニケーションが重視されるようになるでしょう．ただ，今でも一般の人がネットや書籍からさまざまな情報を容易に入手できる時代なので，われわれ医療者はより具体的に実際のリスクや絶対リスクを説明する時代になったと思っています．

西原 まさにそのとおりだと思います．僕はいつも必ず比較対象を出して説明するようにしているんです．0.01％の確率で悪いことが起きますと話すよりは，99.9％の確率で何も起きませんと話すこともありますし，かなり印象も変わります．そのあたりは医療者のコミュニケーションスキルに依存した部分かなと思っています．

水野 フレーミング効果でしたっけ．『ファスト & スロー』[5]を書いているダニエル・カーネマンも言っていますが，説明の仕方・内容によって相手の選択に影響を与えるいわゆるフレーミング効果をどのようにもっていくか．ポジティブフレーミングにするのか，ネガティブフレーミングにするのかというのは，経済心理学でディスカッションされている部分だと思うので，それをわれわれは学ばなきゃいけないんです．だから，やっぱり医療従事者の学ぶべき能力がどんどんシフトしてきている気がします．

5 最後に別の側面から

香坂 私は別の側面から意見したいと思います．DOACの導入に関して，日本はとても早く，それは，国が比較的高い医療費を使ってでも安全性を重視したいという部分を許してくれているからだと思うんです．オーストラリアとかフランスは，そういうことを許さなかったんです[6]．コスト優先でしばらくダビガトランは認めなかった．そこは国の考え方だと思うんです．抗凝固療法と決めた瞬間に一番安い薬を使うという国もあるし，安全性が少しでも高い可能性があるんだったらDOACを使いたいという国もあるという点はお国柄をとてもよく反映して

いるなと思います．しかし，さすがの日本でもコストに関して議論されるような時代になったので，今後は変わってくるかもしれないですね．

水野 ありがとうございました．

西原 最後に，一言．特に若手の先生には申し上げておきたいことがあります．今は，DOAC全盛になっていますが，ワルファリンにはDOACにはないメリットがあるのも事実です．なので，ワルファリンの使い方に慣れていただいて，ワルファリンが過度にリスクの高い薬剤と思われないような工夫も必要だと思っています．

まとめ：より高度なコミュニケーションスキルを身につけろ！

- 心房細動以外の抗凝固療法の適応：医学的適応だけでなく社会的適応を考える
- 全か無かの法則ではなく，絶対リスクを用いたより具体的な説明が必要
- これからの医療者はコミュニケーションスキルをより向上させる努力が必要

引用文献

1) Warnes CA：Transposition of the great arteries. Circulation, 114：2699-2709, 2006
2) Eikelboom JW, et al：Dabigatran versus warfarin in patients with mechanical heart valves. N Engl J Med, 369：1206-1214, 2013
3) Büller HR, et al：Edoxaban versus warfarin for the treatment of symptomatic venous thromboembolism. N Engl J Med, 369：1406-1415, 2013
4) 日本循環器学会：循環器病の診断と治療に関するガイドライン（2012年度合同研究班報告）心房細動治療（薬物）ガイドライン（2013年改訂版）．2013
   http://www.j-circ.or.jp/guideline/pdf/JCS2013_inoue_h.pdf
5) 「ファスト＆スロー 上・下」（ダニエル・カーネマン/著，村井章子/訳），早川書房，2014
6) Ogawa S, et al：Fact-finding survey of antithrombotic treatment for prevention of cerebral and systemic thromboembolism in patients with non-valvular atrial fibrillation in 9 countries of the Asia-Pacific region. J Arrhythm, 28：41-55, 2012

Profile

西原崇創（Shuzo Nishihara）
東京医科大学八王子医療センター 循環器内科

田中寿一（Toshikazu Tanaka）
東京慈恵会医科大学 循環器内科

山根崇史（Takafumi Yamane）
神戸市立医療センター中央市民病院 循環器内科

水野　篤（Atsushi Mizuno）
聖路加国際病院 循環器内科

永井利幸（Toshiyuki Nagai）
National Heart and Lung Institute, Imperial College London, United Kingdom

香坂　俊（Shun Kohsaka）
慶應義塾大学病院 循環器内科

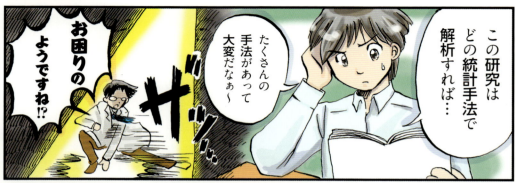
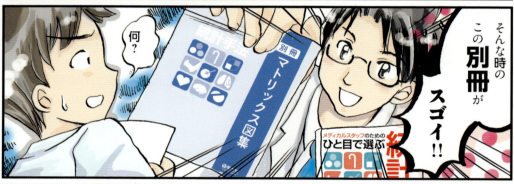
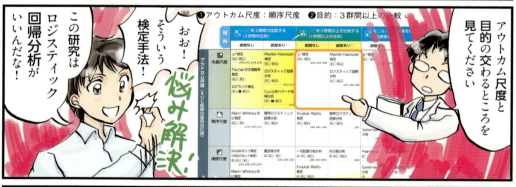
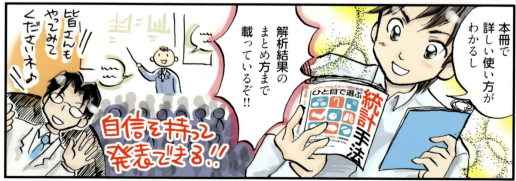

あなたの研究にはこの統計！

本冊＋別冊で強力ナビゲート

編集／山田　実
編集協力／浅井　剛，土井剛彦

□ 定価（本体 3,200円＋税）　□ AB判
□ 173頁　□ ISBN978-4-7581-0228-5

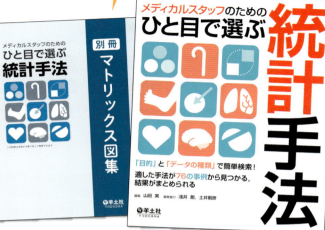

まずは，別冊のマトリックス図をチェック！

pattern A　目的×データの種類で探す
別冊収載「ひと目で選ぶマトリックス図」から簡単検索！

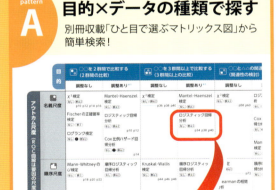

pattern B　身近なテーマから探す
別冊収載「事例早引きマトリックス図」から簡単検索！

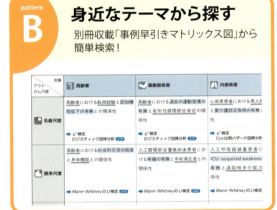

適した手法が見つかったら本冊へ

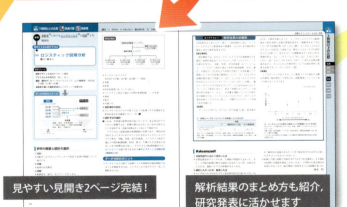

見やすい見開き2ページ完結！

解析結果のまとめ方も紹介，研究発表に活かせます

pattern B や本書の詳細は Web に！→

呼吸器疾患へのアプローチ
臨床力 × 画像診断力が身につく！

執筆：藤田次郎　監修：宮城征四郎

首里城（「楽園」三好和義氏撮影）
屋根瓦を意識して

第5回　肺に空洞性病変を見たら症例の背景因子を考慮しよう！

はじめに

　本連載では，沖縄県臨床呼吸器同好会の症例検討会から研修医の皆さんに共有したい症例をとりあげ，呼吸器疾患へのアプローチ法と診断の際のポイントを解説していきます．症例検討時の考察に加えて，画像診断のポイントと文献学的考察も解説します．第5回の症例は，空洞性病変の鑑別診断に関して示唆に富む，左上肺野空洞陰影を呈した40歳代後半男性に対するアプローチです．空洞の中に潜んでいたものは何でしょう．

症例検討

【患者】40歳代後半男性，身長 178 cm，体重 61 kg（6年前 66 kg），BMI 19
【主訴】咳嗽，喀痰（膿性痰），血痰
　　　　（発熱，胸痛，息切れなどは認めない）
【家族歴】特記事項なし
【既往歴】30歳：肺結核治療後
【喫煙歴】1日40本×30年（current smoker：現在も喫煙中）
【飲酒歴】毎日ビール 1,750 mL（350 mL缶×5）
【内服薬】アムロジピン 10 mg，ドキサゾシン 1 mg（1日量）
【現病歴】
　　X年11月に，1週間続く咳嗽・喀痰（膿性痰）・血痰を主訴に前医を受診し，胸部単純X線写真で左上肺野に浸潤影を指摘され当院に紹介受診となった．
【初診時現症】
　全身状態：良好
　バイタルサイン：血圧 118/76 mmHg，脈拍 117 回/分（整），体温 36.8 ℃，SpO₂ 99 %（室内気）
　眼瞼・眼球結膜：貧血・黄疸なし
　口腔：衛生状態良好
　頸部：両側頸部リンパ節触知，甲状腺腫なし

【本稿出典】第318回　沖縄県臨床呼吸器同好会　症例検討会より
症例呈示：国立病院機構 沖縄病院 呼吸器内科　橋岡寛恵，比嘉 太，名嘉山裕子，藤田香織，知花賢治，仲本 敦，大湾勤子

胸部：心雑音なし，呼吸音清（左右差なし）
腹部：平坦かつ軟，腸雑音正常，正常鼓音，圧痛なし，腫瘤なし，肝脾触知せず
背部：CVA叩打痛なし
四肢：ばち指なし

喜舎場朝雄先生から
この症例の口腔内の衛生状態が知りたい．喫煙者でもあり，歯槽膿漏，う歯の存在などが気になる．またアクチノマイコーシス（放線菌感染症）に特有の口臭の有無も気になる．他には甲状腺の腫大はないか（主治医の返答では，甲状腺の腫大はないとのこと）．

宮城征四郎先生の臨床的ポイント
アクチノマイコーシスは口から感染することが多い．口から感染して，顎骨を破壊したり，所属リンパ節を腫らしたりする．このため口腔内，およびリンパ節腫大の有無などの身体所見をチェックすることが重要である．

本症例の検査所見を**表1**に示す．また胸部単純X線写真を**図1**に示す．

表1 入院時検査所見

血算		生化学	
WBC	9,890 /μL	BUN	5 mg/dL
Neu	72.7 %	Cre	0.59 mg/dL
Lym	12.9 %	AST	20 IU/L
Mon	5.9 %	ALT	13 IU/L
Eo	7.9 %	LDH	190 IU/L
Bas	0.6 %	CK	54 IU/L
RBC	408 × 10^4 /μL	T-Bil	0.5 mg/dL
Hb	14.4 g/dL	ALB	3.8 g/dL
Plt	38.7 × 10^4 /μL	Na	141 mEq/L
炎症マーカー		K	3.5 mEq/L
CRP	2.63 mg/dL	Cl	99 mEq/L
		Ca	9.5 mg/dL

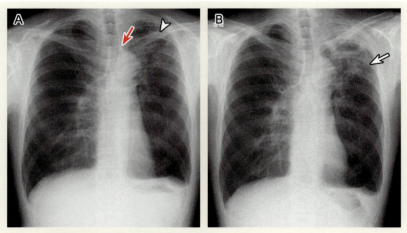

図1　外来受診時の胸部単純X線写真
X-5年（A）では，左上肺野に収縮性の病変（➡），および薄壁空洞（▷）の存在が示唆される．今回来院時（B）のものでは，左上肺野に空洞周囲に浸潤影（⇨）を認める．

 藤田次郎から
気管の左への偏位が重要である．これは，収縮を伴う病変である．空洞性病変の鑑別診断が求められる．

胸部CT（肺野条件，縦隔条件）を図2に示す．

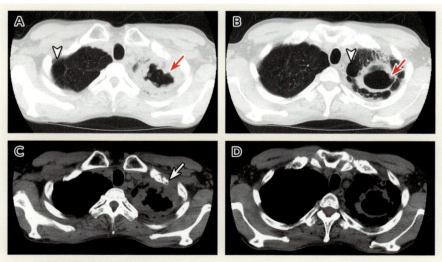

図2　外来受診時の胸部CT
肺野条件（A，B）では左肺尖部に空洞性病変を認める（➡）．空洞の壁は厚く，胸壁に接している（A）．左右肺尖にはbullaを認める（A，B，▷）．左肺の容積低下を認める（B）．縦隔条件（C，D）では，空洞壁の浸潤影による骨破壊（⇨）が示唆される（C）．

> **Point　宮城征四郎先生の臨床的ポイント**
> 5年前の胸部CTにも空洞があったかどうかが重要である．空洞が存在したのであれば，空洞周囲，あるいは空洞内に何かが発生したことになる．
> （主治医の返答では，5年前は薄壁空洞と表現できる嚢胞性変化があったとのこと）

【追加検査所見】
喀痰中抗酸菌塗抹：陰性，喀痰培養：*Enterobacter cloacae*検出，CEA 7.1 ng/mL，CYFRA 1.0 ng/mL，ProGRP 59.0 pg/mL

　喀痰検査の塗沫検査の結果では，抗酸菌染色2回陰性，一般細菌培養陰性，細胞診でも悪性細胞，または放線菌を認めなかった．ただし同じ検体のPCR検査にて，後日，結核菌が陽性の結果が得られた．
　主治医は，鑑別診断として以下のような疾患を考えた．喀痰検査にて有意な所見を得られなかったため，疾患の頻度も考慮して，肺膿瘍として治療を開始した．

感染性	非感染性
・細菌性肺炎	・原発性/転移性肺腫瘍
・肺膿瘍	・リウマチ性肺疾患
・真菌感染症	・多発血管炎性肉芽腫症
・肺結核	・サルコイドーシス
・敗血症性肺塞栓症	

　その後，左手のしびれ，左肩痛が出現した．胸部CTを再検したところ，左上肺野の腫瘤は増大し，広範な骨浸潤を認めた（図3B）．

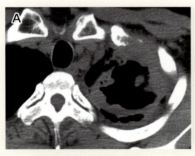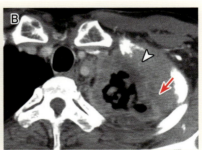

図3　胸部CTの経時的変化
12月11日の胸部CT（A）に比較して，12月25日の胸部CT（B）では空洞壁は腫瘤影として増大（→）し，かつ骨への浸潤（▷）が明らかとなっている．

> **ココに注目！　藤田次郎から**
> 以前のものと比較して腫瘤影がかなり大きくなっている．胸部CTの所見からは，胸壁に浸潤していることから肺癌（特に扁平上皮癌）を考える．

主治医が行ったさまざまな検査とその結果の要約を図4に示す.

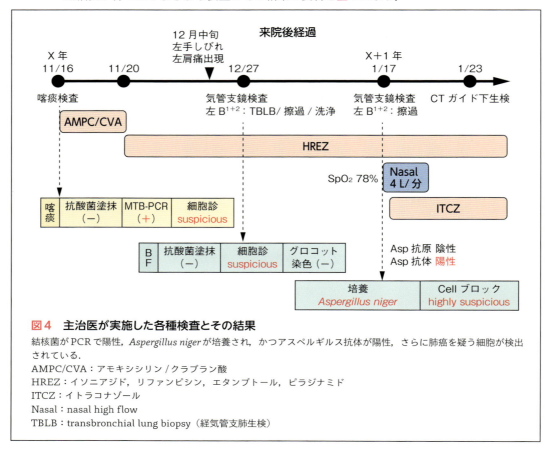

図4 主治医が実施した各種検査とその結果
結核菌がPCRで陽性,*Aspergillus niger*が培養され,かつアスペルギルス抗体が陽性,さらに肺癌を疑う細胞が検出されている.
AMPC/CVA：アモキシシリン/クラブラン酸
HREZ：イソニアジド,リファンピシン,エタンブトール,ピラジナミド
ITCZ：イトラコナゾール
Nasal：nasal high flow
TBLB：transbronchial lung biopsy（経気管支肺生検）

2回目の気管支鏡検査で*Aspergillus niger*が培養され,肺アスペルギルス症の併存が明らかになった.しかし,2回にわたる気管支鏡検査では確定診断が得られず,最終的にはCT下生検での診断を試みた.病理所見を図5に示す.分化度の高い扁平上皮癌と診断された.

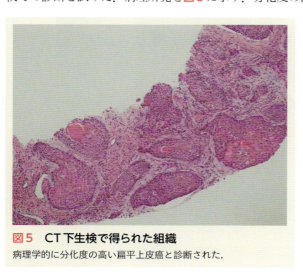

図5 CT下生検で得られた組織
病理学的に分化度の高い扁平上皮癌と診断された.

最終診断と経過，主治医の考察

【最終診断】
《1》Squamous cell lung carcinoma
T4：胸壁浸潤/N1：左肺門リンパ節/M0，Stage ⅢA
→放射線化学療法を施行したが副腎・腎臓転移が見つかり，化学療法（シスプラチン＋ドセタキセル）を開始．

《2》慢性進行性肺アスペルギルス症
気管支洗浄液培養陽性，アスペルギルス抗体陽性
→イトラコナゾール内服を継続．

《3》肺結核
喀痰の結核菌PCR陽性，抗酸菌培養は陰性
→半年間の抗結核薬治療を行った．

　肺結核罹患患者における肺癌合併率は，活動性肺結核症の1％前後[1〜3]，肺結核既往例の約4％[3]と報告されている．一方，肺癌患者における肺結核合併率は1.9〜3.2％[1, 4]であると報告されている．どちらも高齢者に多く，**肺結核や肺癌はどちらか一方の診断がついても，他疾患が合併していないか検討する**ことが重要である．国立病院機構沖縄病院における肺結核患者の肺癌合併率は0.97％（40例/4123例：1980年〜2005年 肺結核；結核治療中および管理検診中の症例/肺癌；担癌状態の症例）であった．
　一方，肺癌に肺アスペルギルス症を合併する頻度は3.2％（19例/593例）であると報告されている（19例中，12例は臨床診断，7例は確定診断）[5]．また肺アスペルギルス症と診断された79例中49例（62％）で背景に陳旧性肺結核があった[6]．

藤田次郎から
空洞が存在すると，その部分はlocus minoris resistentiae（抵抗減弱部位）と捉える必要がある．空洞周囲の免疫能が低下しているので，さまざまな感染症が発症するし，また高度喫煙者においては発がんの母地になるということである．

仲村秀太先生から
私はエイズ患者さんを多数診ているなかで，免疫抑制状態では，1つの感染症を見つけても，さらに複数の感染症が存在する可能性を考えるようになった．また複数の疾患を治療する際には薬剤の相互作用にも留意する必要がある．

喜舎場朝雄先生から
この画像所見で感染症であればアクチノマイコーシスを考慮する．アスペルギルスは血管内に侵入するが，胸壁浸潤することは稀である．

本症例のまとめ

肺結核既往のある患者の肺空洞病変から，肺癌，慢性進行性肺アスペルギルス症，肺結核の診断に至った症例を経験した．肺空洞病変を認める場合は，複数の疾患が合併している可能性がある．

解説！レジデントへのアドバイス

（藤田次郎）

空洞陰影を呈する疾患の鑑別

さて本症例の画像診断のポイントは空洞陰影を呈する疾患の鑑別診断です．空洞陰影を呈する肺疾患を**表2**に示しました[7]．本症例の画像所見の鑑別診断においては，これらの疾患を想定する必要があります．

本症例のように喫煙者で，かつ空洞を有する際には，空洞周囲は，**locus minoris resistentiae（抵抗減弱部位）**と考える必要があります．本症例のように，結核，アスペルギルス，および扁平上皮癌と3つの疾患が合併することもあります．ただし若年者ではまず1つの疾患を考えるべきであり，結核と扁平上皮癌との鑑別も重要です．両者の鑑別点を**表3**に示します[7]．

臨床診断に役立つ4つの格言

さてここで臨床診断を行う際に有用な格言（**表4**）を紹介します．それは「シマウマ探しをするな（宮城征四郎先生）」，「サットンの法則」「オッカムの剃刀」，「ヒッカムの格言」，および「ハリソンの法則」です．

米国の大学の医学部が生徒に教える鉄則に「**サットンの法則**」があります．これは病名を特定する診断で，病状を最初に診断するとき「診断結果を無定見に羅列するのではなく，最も確かな疾患から順にあげる」というものです[8]．つまり，「最も確実な診断をするには，余分な検査を省いて肝心な検査だけに集中させ，最も安価な検査費で，治療法を迅速に見つける」よう心がけます．

「**オッカムの剃刀**」とは14世紀の哲学者ウイリアム・オッカムが提唱した科学的な考え方で，「すべての症状を1つの病気で説明できる」というものです．一方，「**ヒッカムの格言**」は20世紀の医師ジョン・ヒッカムが新たに唱えた現代的な格言で，「複数の症状が複数の病気で起きている状態」としています．本症例は「ヒッカムの格言」に該当します．これを年齢で割り切ったのが「**ハリソンの法則**」です．本症例は，シマウマは存在せず，「サットンの法則（CT下生検）」で診断が得られ，「ヒッカムの格言」を満たしました．ただし「ハリソンの法則」は外れたことになります．

> **Take Home Messge**
> ・空洞性陰影を呈する疾患を学ぼう
> ・疾患の頻度の高いもの（細菌感染症，抗酸菌感染症，悪性腫瘍，真菌感染症）を考慮
> ・原因が複数である可能性にも留意しよう

表2　空洞様陰影を呈する疾患

疾患			特徴
感染症	抗酸菌感染症	肺結核症	中心性空洞，時に多房性．壁厚は一定
		非結核性抗酸菌症	肺結核の10〜20%．気管支拡張を伴うことが多い
	真菌感染症	クリプトコッカス症	易感染宿主，特に健常人
		カンジダ症	易感染宿主
		アスペルギルス症	易感染宿主
		ムーコル症	少ない．易感染宿主．高率に肺塞栓症を惹起する
	放線菌感染症	アクチノミセス症（アクチノマイコーシス）	糖尿病などの易感染者に多い
		ノカルジア症	少ない．易感染宿主．高率に肺塞栓症を惹起する
	細菌感染症	ブドウ球菌肺炎	多い．院内感染ではMRSAが多い
		緑膿菌	高齢者や易感染性宿主に多い
		大腸菌	高齢者や易感染性宿主に多い
		肺炎桿菌	高齢者や易感染性宿主に多い
		嫌気性菌（誤嚥性）	高齢者，神経疾患に多い．嚥下反射が減弱
悪性腫瘍	原発性肺癌		多い．40歳以降，喫煙者
	転移性肺癌		多い
循環障害	肺塞栓，肺梗塞		下肢深部血栓性静脈炎合併
膠原病など	多発血管炎性肉芽腫症（Wegener肉芽腫症）		まれ．鼻病変，腎病変
	関節リウマチ		関節症状

文献7）より一部省略．

表3　結核腫と扁平上皮癌の鑑別

鑑別点	結核腫	扁平上皮癌
大きさ	4 cm以上は少ない	小さいものから大きいものまで
好発部位	S^1，S^2，S^6に多い．同一区域内にとどまる傾向	特定の部位はない．隣接区域を越えて浸潤する傾向
輪郭	鮮明（時に不鮮明）	鮮明
ノッチ（notch）	なし	あり
スピクラ（spicula）	なし（時にあり）	なし
胸膜陥入像	なし（時にあり，癌に比して太い傾向）	なし
周囲の構造の変位	中枢性集束，肺静脈の集束はない	なし
散布巣	あり	なし（ただし，肺内転移で出現）
内部	不均一のことがある	均一．壊死が起こると不均一
空洞	時にあり，円形，中心性，壁厚は一定，二ボー形成はまれ	時にあり．不整形，偏心性．壁は厚い部分と薄い部分があり一定しない．時に二ボー形成あり
石灰化	しばしば見られる，中心性，びまん性，層状	少ない．偏在性
増大速度	通常発見後は増大しないか，増大しても緩徐．2年以上変化しないことが多い	一定の速度で増大．増大速度の早いものから遅いものまでさまざま
CT，MRI	造影でリング状増強効果	造影で全体が増強効果

文献7）より一部省略．

表4　臨床診断診断のための法則・格言

シマウマ探しをするな	まずはcommon diseasesを考える
サットンの法則	最も確からしい診断のために，余分な検査を省いて，肝心な検査にまず専念する
オッカムの剃刀	複数の自覚症状，身体所見，検査異常があっても原因疾患は1つであると考える
ヒッカムの格言	複数の症状が複数の病気で起きている状態，すなわちcommon diseasesは複数同時に併存することも多い
ハリソンの法則	オッカムの剃刀は50歳未満で，ヒッカムの格言は50歳以上で，その傾向が高くなる

文献

1）田村厚久，他：肺癌患者に見られた活動性肺結核症の臨床的検討．結核，74：797-802，1999
2）田村厚久，他：肺癌と活動性肺抗酸菌症の合併：特徴と推移．日本呼吸器学会雑誌，45：382-393，2007
3）杉野圭史，他：肺結核と原発性肺癌合併症例の臨床的特徴と問題点の分析．肺癌，47：97-103，2007
4）八塚陽一，他：臨床からみた肺結核と肺癌の実態―国療肺癌研究会登録4,000例の検討―．肺癌，20（Suppl 1）：21-32，1980
5）松浦 駿，他：肺癌に合併した肺アスペルギルス症の臨床的検討．日本呼吸器学会雑誌，47：455-461，2009
6）藤内 智，他：既存肺疾患に続発した肺アスペルギルス感染症の検討．日本呼吸器学会雑誌，42：865-870，2004
7）森下宗彦：肺結核と鑑別すべき疾患　2 画像所見からの鑑別．「結核（第4版）」（泉 孝英/監，冨岡洋海/編），pp142-161，医学書院，2006
8）Rytand DA：Sutton's or Dock's law? N Engl J Med, 302：972, 1980

Profile

宮城征四郎

群星沖縄臨床研修センター 名誉センター長
1964年新潟大学医学部卒業．1969年京都大学大学院医学研究科博士課程単位取得後中退，その後，同大医学博士号取得．1970年から1年間，WHO Fellowとしてコペンハーゲン大学，Rigs Hospitalに留学，人工呼吸管理学を学ぶ．1972年から沖縄県立中部病院に勤務．1973年，米国Colorado General HospitalのT.L Petty教授のもとで短期間，呼吸管理学を学ぶ．1996年沖縄県立中部病院院長に就任．2003年4月から群星沖縄臨床研修センター長，2017年から現職．

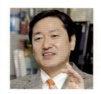

藤田次郎

琉球大学大学院 感染症・呼吸器・消化器内科学（第一内科）
1981年3月，岡山大学医学部卒業．虎の門病院内科レジデント，国立がんセンター病院内科レジデント，および2年間の米国ネブラスカ医科大学呼吸器内科留学を経て，1987年より，香川大学医学部に勤務し，2005年5月から琉球大学大学院　感染症・呼吸器・消化器内科学（第一内科）教授．2015年4月から琉球大学医学部附属病院長（2期目）．

Book Information

ABC of 臨床推論
診断エラーを回避する

新刊

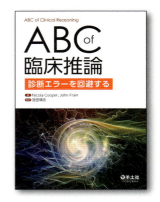

編集／Nicola Cooper, John Frain　監訳／宮田靖志
- 定価（本体 3,200円+税）　B5判　120頁　ISBN978-4-7581-1848-4

- 欧米で研究が進む診断エラーの知見を交えて，臨床推論の基本を解説
- 推論過程に関わる認知バイアス，ヒューマンファクターの解説も充実
- 初学者だけでなく，診断的思考のアップデートをしたい方にもおすすめ

診断エラーはなぜ起こる？どう防ぐ？診断の質向上に役立つ1冊

NBC災害に備える！
発災後、安全に受け入れるための医療現場マニュアル

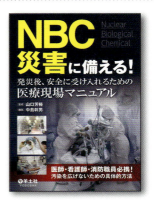

監修／山口芳裕　編集／中島幹男
- 定価（本体 4,000円+税）　B5判　143頁　ISBN978-4-7581-1820-0

- 特殊災害被災者の搬送や受け入れに関与する医療者・消防職員必携！
- 救急車や診察室を短時間で養生する方法など，二次・三次の汚染拡大防止のための具体的方法を，豊富な写真とともに解説

救助者の身を守るための知識と技術が身につく実践書！

やさしくわかるECMOの基本
患者に優しい心臓ECMO、呼吸ECMO、E-CPRの考え方教えます！

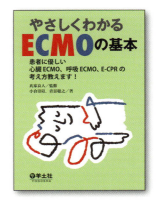

監修／氏家良人　著／小倉崇以，青景聡之
- 定価（本体 4,200円+税）　A5判　200頁　ISBN978-4-7581-1823-1

- 難しいと思われがちなECMOについて，基礎知識からやさしく解説！
- 軽妙洒脱な対話形式で，「患者に優しい管理」を楽しく学べます．
- 基本から学びたい医師やメディカルスタッフにおすすめです！

はじめてECMOを学びたい人のための入門書！

発行　羊土社　YODOSHA
〒101-0052　東京都千代田区神田小川町2-5-1　TEL 03(5282)1211　FAX 03(5282)1212
E-mail：eigyo@yodosha.co.jp
URL：www.yodosha.co.jp/

ご注文は最寄りの書店，または小社営業部まで

Book Information

医師国家試験の取扱説明書

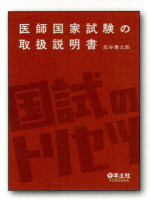

近刊 10月発行予定

著/民谷健太郎
- □ 定価（本体 3,200円＋税）　□ A5判　□ 約300頁　□ ISBN978-4-7581-1838-5
- ● 国試の「解き方」を解説した人気メルマガ，通称「国試のトリセツ」が書籍化！
- ● ペーパー試験で鍛えた知識を研修に活かすマインドセットを伝授．

国試対策に励む後輩におすすめください！

FLASH薬理学

 新刊

著/丸山 敬
- □ 定価（本体 3,200円＋税）　□ B5判　□ 375頁　□ ISBN978-4-7581-2089-0
- ● 必須事項を簡潔に整理し要点を学べる，通読にも拾い読みにも適した内容．各項目末の応用問題はWEBで解答を参照でき，復習に役立ちます．
- ● 医学生，看護・医療系学生の教科書としてオススメの1冊です．

詳しすぎず易しすぎない，最初に読むべき教科書！

闘魂外来─医学生・研修医の君が主役！
病歴・フィジカルから情報検索まで臨床実践力の鍛え方を伝授します

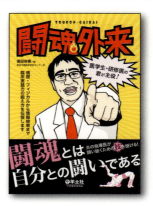

編集/徳田安春
- □ 定価（本体 3,000円＋税）　□ B5判　□ 206頁　□ ISBN978-4-7581-1825-5
- ● 超人気！実践型実習の情熱あふれるレクチャーが書籍化．
- ● 診察の基本の「型」からプレゼンスキルまで診療の極意を熱く指南！
- ● 臨床で必ず活きるパール，ここでしか学べない知識が満載！

「闘魂外来」の人気指導医が秘伝のワザを伝授！

発行　羊土社 YODOSHA

〒101-0052　東京都千代田区神田小川町2-5-1　TEL 03(5282)1211　FAX 03(5282)1212
E-mail：eigyo@yodosha.co.jp
URL：www.yodosha.co.jp/

ご注文は最寄りの書店，または小社営業部まで

こんなにも面白い医学の世界

からだのトリビア教えます

中尾篤典
（岡山大学医学部 救命救急・災害医学）

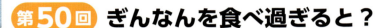

第50回 ぎんなんを食べ過ぎると？

　何でも食べ過ぎはよくないですが、秋の味覚であるぎんなんの食べ過ぎはしばしば問題になります。以前、ある病院で救急当番を手伝っていたとき、特に既往がない男性が急に痙攣を起こして搬送されてきました。痙攣は一過性ですぐに治まったそうですが、最近仕事を辞めお酒ばかり飲んでおり、栄養のバランスもよくなかったようです。血液やMRIなどの検査をしても大きな異常はなく、酒に酔っていたので入院してもらいましたが、後で聞くと「おつまみにぎんなんを炒って塩を付けて食べていた」とのことでした。

　秋になると、イチョウ並木の下にはぎんなんが落ちて悪臭が漂いますが、エメラルドグリーンのぎんなんは大変美味です。ぎんなん中毒は1708年に書かれた貝原益軒（江戸時代の儒学者）の書物にも書かれており古くから知られていましたが、中毒物質がわかったのは1980年代後半で、ぎんなんに多く含まれるアンチビタミンB_6である4'-O-methylpyridoxine（4'-MPN、メチルピリドキシン）が原因であるといわれています[1]。

　ビタミンB_6はグルタミン酸から抑制性神経伝達物質であるGABAができるときに補酵素として働きます。ところが、この患者さんはお酒ばかり飲んでビタミン不足であったうえに、4'-MPNがぎんなんによって過剰になり、ビタミンB_6の作用が阻害されたためGABAの合成ができなくなり、痙攣を起こしたものと思われます。あとから測定したビタミンの値は正常下限よりもかなり低く、ビタミン剤を点滴して治療が行われました。

　4'-MPNを測定するのは難しく、この患者さんがぎんなん中毒であると断定することはできないのですが、患者さんによると「枝豆と似ているしビールにすごくあうから好んで食べていたが、この日はお茶碗に山盛りくらいのかなり多くの量を食べた」とのことでした。4'-MPNは熱に対して安定なので、茶わん蒸しに入れても焼きぎんなんにしても失活しません。

　ちなみに、いくつ食べたら中毒になるか、という問題はまだわかっていませんが、報告例のほとんどは小児です。死亡例には15粒から574粒の報告があり、中毒量は小児で7〜150粒、成人であれば40〜300粒程度であるといわれています[2,3]。ぎんなんの塩炒り40粒くらいなら、お酒のつまみとかで出てきたら普通に食べてしまいそうですが、枝豆やピスタチオ感覚では危ないようです。

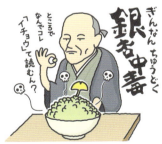

文献

1) Wada K, et al：An antivitamin B6, 4'-methoxypyridoxine, from the seed of Ginkgo biloba L. Chem Pharm Bull (Tokyo), 33：3555-3557, 1985
2) Jang HS, et al：Ginkgotoxin Induced Seizure Caused by Vitamin B6 Deficiency. J Epilepsy Res, 5：104-106, 2015
3) Miwa H, et al：Generalized convulsions after consuming a large amount of gingko nuts. Epilepsia, 42：280-281, 2001

攻める面談，守る面談
医療現場におけるコミュニケーションのコツ

第6回 感情に配慮せよ！
～私たちはわかりあえない（前編）

岡村知直

■「攻め」と「守り」，「論理」と「感情」

　第5回（2018年10月号）までは，面談の全体像と「攻め」「守り」についての解説を行ってきました．ここまでの要点をまとめると

・面談は目的を設定し，準備して臨むことが重要
・そのうえで「攻め」と「守り」という面談における導き方の構造を意識することが重要

の2点になります．

　これまで紹介してきたモデルは私がビジネススクールで学んだビジネスにおける論理的なコミュニケーション構造を意識したものです．しかし実際のコミュニケーションは論理だけでは不十分です．なぜなら，くり返しますがコミュニケーションは相手あってのものであり，相手には「感情」という非論理的なものがあるからです．特に医療面談の相手は大半が患者さん，または家族であり，ビジネスの場のように損得で動いているわけではありません．患者さんやその家族はしばしば，非常に感情的になっていたり，混乱していることも多くみられます．言ってみれば，**医療面談は論理と感情が交差する場**，と表現することができます．

　今回は，面談の目的達成および導き方において胆となるポイント，「感情への配慮」について解説します（図）．

■感情に配慮ができているか？

> **事例**
> 　60歳代女性Fさん，胸部X線で腫瘍指摘あり，近医から精査のため総合病院内科外来を紹介．あなたは30歳代のA医師である．全身CTと気管支鏡検査より，肺腺癌stage4の診断を本日外来で伝える予定である．

1. 目的，2. 聴き手，3. 導き方，4. 実施の順で考える．逆ではない

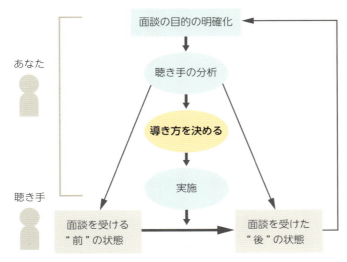

1. 聴き手をどうしたいのか，目的を明確にする
2. 面談前後の聴き手の状態を具体的に考え，どこからどこに導くか考える
3. 聴き手に何を，どのように伝えるかを考える
4. 聴き手を前に，全身で伝える

図　面談の準備と実施の構図

A医師「今日は検査の結果を伝える日です」
Fさん「はい先生，検査の結果はどうでしょうか？ 悪いものでしょうか？」
A医師「今から話します．血液検査では腫瘍マーカーが上がっていました．CTの検査では肺だけではなくて肝臓にもできものが認められました．気管支鏡検査では，腺癌の細胞が出ました．以上から，肺腺癌による肝転移の状態と診断します」
Fさん「え，つまり…私は…」
A医師「肺癌のstage4という状況です．一番進行した状態です」
Fさん「(絶句) 先生，そんな…」
A医師「治療は抗癌剤になります」
Fさん「先生，手術はできないんですか？」
A医師「進行してますから，手術は難しいですね．治療は抗癌剤になります」
Fさん「先生，抗癌剤ということは私は治らないんですか？ もう死ぬんですか？」
A医師「抗癌剤で延命効果はあります」
Fさん「…」

＊　＊　＊　＊　＊　＊　＊　＊

後日，Fさんの家族からクレームがあった．「医師の態度が非常に冷たく，Fはショックを受けている．他の病院にかかりたいから紹介状を準備してほしい．もうそちらの病院には二度とかかわりたくない」

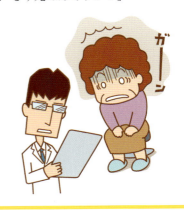

私たちはわかりあえるか？

　いかがでしょうか？ A医師を，患者の気持ちがわからない冷たい医師，と言うことは簡単です．そのように批判する人たちには，前提として「医療者は患者の気持ちを理解しなければならない」という考えがあるように思います．

　しかし，誤解を恐れずに言いますが，私たち医療者と患者やその家族は本当の意味で理解しあえるのでしょうか？ 私は，「**理解しようと努めることは大事であるが，完全には理解できない**」というスタンスでいることが大事だと考えています．

　「患者の気持ちがわからないのか！」と批判する人もいると思います（実際に時々されます）．しかし**表**を見ていただいたらわかる通り，医療者と患者の間には大きな溝があります．一番危険なのは「私はこの患者の気持ちをよくわかっている」と錯覚に陥ることです．わかることもあるかもしれませんが，何かしらの誤解が生じていることが大半です．

　また，誤解を生みやすい背景には日本人がよく美徳とする「言わなくても察する」文化があります．もちろんそういう能力が高い人がいるのは事実です（飯塚病院 緩和ケア科には，先天的にコミュ力が異常に発達した男が一人います）．しかし，残念ながら医師がみんなそんな能力をもっているわけではありません．

　医療面談における最大の難しさがここでしょう．医療者は正しい医学的知識を，患者に伝えることは得意です．論理力はイマイチな人も多いですが，少なくとも間違った治療法を提示する医師はほとんどいないと思います．A医師も，Fさんに伝えた内容自体は医学的には間違っていません．しかし，冒頭にあげたように，**医療面談は論理と感情が交差する場**，なのです．医学的正しさが相手の納得を導くわけではありません．

　では，コミュ力が低い人は医療面談に向いていないのでしょうか？ 第1回（2018年6月号）で解説したように，決してそんなことはありません．

　しかし，そのような医療者に対して十分な教育が行われていないことも事実です．あまり意味がないと思われる教育の代表例が，「患者のことを強く思えばいいんだ！」やら「まごころが必要だ」のような，若手医師へ「指導」と称して行われるフィードバックです．医師がどれだけ患者を強く思うかより，患者がどれだけ「感情に配慮してもらえた！」と感じるかどうか，ここが最重要なポイントです．

表　患者と医療者の違い

	患者・家族	医療者
医学知識	知らない	知っている
疾患の経験	初めて	見慣れている
精神状態	興奮，混乱	落ち着いている
興味の対象	人それぞれ	治るか否か

「攻め」と「守り」を意識し,「感情に配慮」する「スキル」を身につければ多くの患者が納得する面談が実践できます.次回,その具体的な内容をお伝えします.

岡村知直(Tomonao Okamura)
飯塚病院 緩和ケア科
九州大学卒
グロービス経営大学院卒
総合内科道を極めんと頑張っております.非癌の緩和ケアに力を入れています.気になる人は飯塚病院緩和ケア科ブログをチェック！
救急×緩和ケアセミナー主催しています.

Book Information

Gノート増刊 Vol.5 No.6
**終末期を考える
今,わかっていること&医師ができること**
すべての終末期患者と家族に必要な医療・ケア

編集／岡村知直,柏木秀行,宮崎万友子
□ 定価(本体 4,800円+税)　□ B5判　□ 287頁　□ ISBN978-4-7581-2332-7

- がん・非がんに関わらず,終末期に携わるすべての医療者必読！
- ACPの進め方,意思決定支援,多職種連携,医療者のケアなど,実践的な知識やエビデンス,参考になる事例が満載！

外来・病棟・在宅など,終末期医療に携わるすべての医師必読！

発行 羊土社

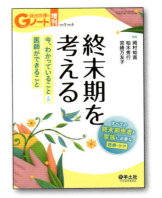

MEDSiの新刊

さらに完成度を高めた小児科学の"ファーストブック"
遺伝性疾患、スクリーニング、緩和ケア…最新知見も手にとるようにわかる

一目でわかる小児科学 第3版
Paediatrics at a Glance, 4th Edition

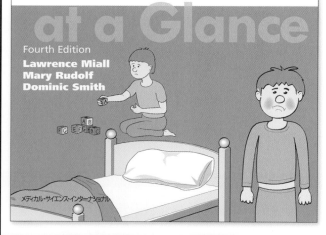

- ●監訳：岡 明　東京大学医学部小児科教授
- ●定価：本体4,200円＋税
- ●A4変　●頁176
- ●図246・写真65　●2018年
- ●ISBN978-4-8157-0136-9

▶小児科学の全体像を俯瞰、把握できるコンパクトな入門テキスト、10年ぶりの改訂。全72章（教程）、各章左にカラー図、右に簡明な説明文を配し、膨大な小児科学の知識を順序立てて整理、解説する。改版にともない、章立ての組み替えにより症候・疾患別の構成となり、あわせて遺伝性疾患、スクリーニング、新生児、臨床研究、緩和ケアの項目が追加されるなど、最新の知見を踏まえ内容を大幅に刷新し増強。医学、看護、リハ等各領域の初学者に最適。

目次
1. 小児の評価
2. 小児期：新生児から思春期まで
3. 成長、内分泌・代謝疾患
4. 心血管疾患
5. 発熱
6. 呼吸器疾患
7. 腹部疾患
8. 泌尿器疾患
9. 神経疾患
10. 筋骨格系疾患
11. 血液疾患
12. 皮膚疾患
13. 救急疾患
14. 地域社会における小児の健康

好評関連書

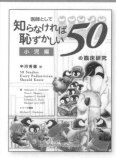

医師として知らなければ恥ずかしい 50の臨床研究 小児編
50 Studies Every Pediatrician Should Know

- ●訳：中河秀憲　　●定価：本体3,500円＋税
- ●A5　●頁296　●図73　●2018年　●ISBN978-4-8157-0117-8

▶小児領域に影響を与えた重要な50論文を厳選し、日常診療に親和性の高い項目を収載。

MEDSi メディカル・サイエンス・インターナショナル
113-0033 東京都文京区本郷1-28-36鳳明ビル
TEL 03-5804-6051　http://www.medsi.co.jp
FAX 03-5804-6055　E-mail info@medsi.co.jp

Step Beyond Resident 第180回

ステップ ビヨンド レジデント

研修医は読まないで下さい!?

研修医はこの稿を読んではいけません。ここは研修医を脱皮？した医師が、研修医を指導するときの参考のために読むコーナーです。研修医が読んじゃうと上級医が困るでしょ！

忘れないでトラネキサム酸 Part1
〜トラネキサム酸って本当に効くの？〜

福井大学医学部附属病院総合診療部　林　寛之

外傷を見たらトラネキサム酸を想起せよ

　トラネキサム酸って止血薬としてよく使われるけど，実生活でも結構身近な薬だよね．総合感冒薬のCMで「トラネキサム酸配合！」なんて宣伝しているのをよく耳にする．トラネキサム酸には止血作用以外にもキニンを抑える抗炎症作用もあり，のどの痛みにも効果がある．咽頭痛患者にトラネキサム酸を処方すると，薬の注意書きに『出血を止める薬剤』と書かれているから，この辺りを患者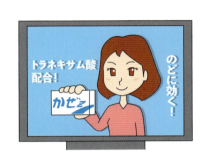さんにきちんと説明しておかないと，「どうして出血していないのにこんな薬を処方した！」と怒って再来することになってしまう．「薬の説明書きには『出血を止める薬剤』と書かれていますが，のどの痛み止めとしても効くんですよ」ときちんと説明しておこう．こんな抗炎症作用を期待する処方のしかたは，海外では適応がないんだよね．

　さて，テキトー（失礼？）に使っているトラネキサム酸も実は今では世界のスタンダードっていうわけだから，医学はわからないよねぇ．トラネキサム酸は決しておまじないではないよ．

 患者A　50歳　男性　　　　　　　　　　　　　　　　　　　不安定骨盤骨折

　車同士の交通事故で患者Aが救急搬送されてきた．primary surveyで不安定骨盤骨折が見つかった．血圧80/60 mmHg，脈125回/分，呼吸数30回/分，SpO_2 100%（15 L酸素），体温36.0℃．

　大量輸血プロトコールに沿って輸血開始．放射線科に連絡してTAE（transcatheter arterial embolization：経カテーテル的動脈塞栓術）を行おうとしたその時，上級医Hが言った．「トラネキサム酸，早く投与しておいて！」

 研修医K

「え？　あんなの効くんですか？　それにそんなに慌てないといけないんですか？」

線溶系を抑制するトラネキサム酸！

　1962年に岡本彰祐と岡本歌子により，イプシロンアミノカプロン酸より10倍も抗プラスミン作用のあるトラネキサム酸が開発された．1965年には抗プラスミン剤（トランサミン®）として承認・販売された，かなり歴史の古い薬剤だ．正直副作用もほとんどないから，重度外傷，分娩後出血，外科手術，抜歯，鼻出血，重度月経などで，「ま，いっか」みたいに使われていないかしらん？

　トラネキサム酸（トランサミン®）はリジンと類似の構造を有し，プラスミノゲン（プラスミンの前駆体）のリジン結合部位に結合し，その作用を制御することで線溶系のフィブリンの崩壊を抑えてくれる．せっかくできたフィブリンで止血しようとしているのに，プラスミンで溶かされちゃうと確かに困ったもんだよね．全身性の線溶活性化が原因の出血の場合に最も効果が期待できる．

　一方，DIC（disseminated intravascular coagulation：播種性血管内凝固症候群）ではトラネキサム酸を使用すると全身性血栓症を発症してしまうので原則使用してはいけない（一定の条件下なら，線溶亢進型DICでヘパリン併用の場合は使用してもいい．ただ条件が厳しいのでメシル酸ナファモスタットを使用する方が安全）．急性前骨髄球性白血病でall-trans retinoic acid（ATRA）を使用している場合は，トラネキサム酸投与で全身性血栓症をきたすので禁忌である．血尿で使うと凝血塊が溶けないため尿路結石の原因になってしまう．一方，嚢胞腎で大量出血の際にトラネキサム酸を使用したという症例報告はあるが，エビデンスは限定的だ（Emerg Med J, 32：168-169, 2015）．

　トラネキサム酸の血中半減期は，1〜1.5時間であり，3〜4時間以内には腎から排泄され（腎代謝），24時間で90％は体外に排出される．腎機能障害がある場合，半減期が長くなってしまうので注意が必要．トラネキサム酸には用量依存性に痙攣リスクがあるが，痙攣を起こすのは100 mg/kg以上使った場合であり，通常こんなに使わない．ただし，透析患者の場合は痙攣を起こすことがあるので要注意だ．

　ちなみに止血薬としてよく使われるカルバゾクロムスルホン酸（アドナ®）は毛細血管に作用して血管透過性亢進を抑制する．これによって血管抵抗を強くして出血時間を短縮し，止血作用を呈するが，それを支持するエビデンスは乏しい．

　トランサミン® カプセル250 mgは1カプセルで約10円，トランサミン®注10％はたったの118円，シリンジ製剤では155円と比較的安価な薬剤だ．安かろう，悪かろうなんて考えてはいけないんだよ．

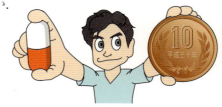

外傷におけるトラネキサム酸のエビデンス

　外傷性ショックの9割は出血性ショックによるものだ．とにかく出血した分を輸液で補えってなもんで，昔は病院前からガンガンリンゲル液や生理食塩水を輸液した．3：1ルールと言って，1出血したらその3倍輸液を入れるというなんとも乱暴なプロトコールが横行していた．体は決してただの入れものではない．現在では外傷はもはや炎症性疾患という概念ができ上がっており，アシドーシスや低体温，出血傾向が大きく予後を左右し，輸液を入れれば入れるほど希釈性凝固障害をきたすことがわかっている．輸液を1.5 L以上入れると70歳以上では

死亡のORが2.89と上昇してしまうという報告もあるんだ．3Lを超えるとなんとORは8.61になるのだから，なんともはや生きた心地がしない…（J Trauma, 70：398-400, 2011）．たくさん出血したら早期に輸血をした方がいいのだ．あくまでも濃厚赤血球は酸素を運搬するだけなので，止血を期待するならすぐに新鮮凍結血漿や血小板を補わないといけない．

でもここにきて，昔からある安いトラネキサム酸の有効性が見直されている．

1）いまやトラネキサム酸は標準治療…だけど

もはやATLS（Advanced Trauma Life Support 第10版, 2018）にもトラネキサム酸は標準プロトコールとして記載されるようになった．もとになった研究は有名なCRASH-2試験だ．

CRASH-2試験では，血圧＜90 mmHg，脈拍＞110回/分，重大な出血リスクなどが予想される成人外傷患者（受傷8時間以内）を対象に無作為にトラネキサム酸投与群とコントロール群に割り付けて比較検討した．

トラネキサム酸投与により全死亡率（28日後）が減少（14.5% vs 16.0%，RR0.91），出血による死亡率が減少（4.9% vs 5.7%）した．なかでも割り付けた当日の死亡率が最も低下した（RR 0.80）．加えて，血栓性合併症（脳梗塞，心筋梗塞，肺塞栓）は特に増えなかった．また多臓器不全，頭部外傷，その他の原因による死亡率も有意差がなかった．

死亡率が減るのはいいことだ．おまじないではなかった…と言いつつも，実際には**全外傷死予防効果はNNT 66.7**なんだよね．一般的にNNTが10以下であるとすごい治療と言えるのだが….なぁんだ，トラネキサム酸を投与したからと言って，67人に1人の外傷死を予防できる程度か．おっと出血死の予防効果に関して言えば，なんとNNTは125となる．いやいやトラネキサム酸って止血を目的とするのに，出血死予防効果のNNTが大きすぎてガッカリだ．ま，いいか，安い薬だし，少しでも効果があるのなら使っておこうっと！あ，おまじないって言うな．おまじないよりもう少しは効くはず….世界規模でみるとこの小さな差が，多くの命を救うことになるんだから！Robertsらは軽症〜重症までトラネキサム酸は効果があるので，重症例に限らず使用することを推奨している（BMJ, 345：e5839, 2012）．ま，出血があったら早めに使用した方がいいだろう．

このCRASH-2試験，なんと40カ国もの国が参加した大規模無作為化比較スタディで，20,211人もの外傷患者にトラネキサム酸が投与された．ちなみに，参加国の80％は後進国だったんだ．日本では超音波がprimary surveyでルーチンに使用されるのに対して，海外ではそうでもなく，出血源検索のスピードも医療水準も全然違う．アメリカでの研究ではトラネキサム酸の有効性は認められなかった（J Trauma Acute Care Surg, 78：905-909, 2015／J Trauma Acute Care Surg, 77：811-817, 2014）．確かにそのまますべての国で適応できるかというと，『ボチボチでんな』という印象が強い．トラネキサム酸の投与では輸血量は減らないし，大量輸血プロトコールも一定になっていないので，交絡因子の関与は否めない．成人外傷患者で脈拍が110回/分超えたからといってすぐにトラネキサム酸を投与するかというと，いやいやそんな乱暴な….日本ではprimary surveyをして，超音波やCTで本当に出血しているかどうか確認してから投与することが多いよねぇ．日本ならCTを撮っても投与までに1時間もかからないだろう．

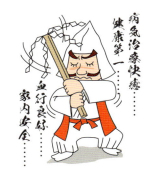

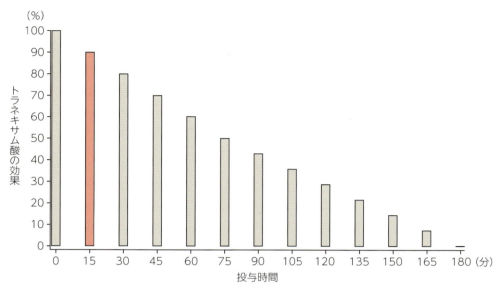

図1　投与のタイミングとトラネキサム酸の有効性

　戦場においてもトラネキサム酸の有効性は認められている（MATTERs試験，MATTERs II試験）．まぁ大量輸血プロトコールの方が生命予後改善には役立つんだけど，それでもトラネキサム酸を投与しないよりも投与した方がいいに決まっているからね．

　重症頭部外傷は線溶系亢進を起こしやすく，現時点ではトラネキサム酸が予後を改善するエビデンスは乏しい．現在CRASH-3試験（重症頭部外傷＋トラネキサム酸）が進行中であり，この疑問に答えてくれる日は近いかもね．

2）投与量・タイミングは要注意

　トラネキサム酸は1gをまず10分で投与，続いて1gを8時間かけて投与する．いつも点滴に1A（1g）入れて，ハイ，終わりと思ってた人，それじゃダメなんだよ．持続点滴もつくりましょう．CRASH-2試験ではいちいち患者の体重を予想して換算するのは，実臨床にそぐわないとして，一律の投与量としたんだ．

　CRASH-2試験のサブ解析から，投与のタイミングが重要とわかった．**受傷1時間以内に投与すると出血死亡率が5.3％（プラセボ群は7.7％）となり，NNTは42を示す**．受傷後1〜3時間に投与すると4.8％（プラセボ群は6.1％）となり，NNTは77を示すんだ．受傷後3時間を超えての投与はむしろ出血死が増えてしまう．ヨーロッパのガイドラインでも1g/10分→1g/8時間のプロトコールはグレード1Aの推奨で，3時間以内の投与はグレード1Bの推奨になっている．

　トラネキサム酸ってどれくらい遅れたらどう影響が出るのだろうか？外傷のCRASH-2試験と産後大出血のWOMAN試験のメタ解析をしたところ，トラネキサム酸はなるべく早く投与した方がいい（**即時投与のOR 1.72**），ということがわかった．発症から135分後の投与で有意差なしになるので，**トラネキサム酸を使うならなるべく早く，せめて2時間以内をめざすべし**．即時投与を100％とした場合，**投与が15分遅れるごとに，トラネキサム酸の効果は10％ずつ低下し，180分以降は全く効果なし**（図1）．受傷から60〜120分以内に投与すればNNTは53，120〜180分に投与したのではNNTは67になってしまうのだ．

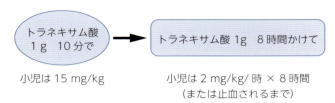

図2 トラネキサム酸の投与法

3）小児外傷では…

あまり小児ではトラネキサム酸は縁がなかったような…．これまでの多くの研究は小児の待機手術に対するもので，出血量が減り，輸血量も減り，血栓症は増えないというものであった．

外傷に関してはPED-TRAX試験がある．アフガニスタンの戦場で小児外傷患者にトラネキサム酸が使用されたのは，むしろ重症例に多く，たったの9％にしか使用されなかった．重症度などを調整して比較すると，やはりトラネキサム酸使用例の方が死亡率が低くなる（OR 0.3）．

外傷の出血に対しては，いつ大量輸血になるかの方がむしろ重要．収縮期血圧低下（5歳以上なら90 mmHg，5歳未満なら80 mmHg）の場合，**初期輸液療法（20 mL/kg）に反応しない場合**，顕著な出血を認めた場合などでは，早期に輸血（濃厚赤血球10〜20 mL/kg，新鮮凍結血漿10〜20 mL/kg）を考慮し，加えてトラネキサム酸も投与したい．小児では血圧がなかなか低下してこないため，むしろ脈拍に敏感になっておくべし．トラネキサム酸は重大な副作用がないため，早期に投与しよう．初期輸液療法は20 mL/kgであり，昔のテキストではこれを2回くり返すと記されているが，今はこれ以上リンゲル液で血液を薄めると希釈性凝固障害がでてしまうとわかっているのでご注意を．

12歳以上は成人と同じ量を投与するが，**12歳未満では，15 mg/kg（最大1 gまで）をまず10分で投与し，続いて2 mg/kg/時を8時間または止血されるまで投与する**（図2）．この投与量は通常の手術に比べて少なめであり，もともと副作用の少ない薬剤なのでかなり安全と言える．

イギリスのRoyal College of Paediatrics and Child Healthは2012年に，重症外傷では小児においてもトラネキサム酸投与を推奨している．

4）プレホスピタルでは…

外傷患者にはなるべく早くトラネキサム酸を投与した方がいいとなれば，プレホスピタルで投与してしまえばいいのでは，と考えるのは理にかなっているが，現時点では確固たるエビデンスはない．現在進行中のスタディとしてAustralia PATCH trialやSTAAMP trialなどがあるが結果を待たないといけない．

5）どうして人気がないのだろう…

トラネキサム酸がボチボチよさそうだと言っても，アメリカやカナダの救急病院の大量輸血プロトコールにはまだトラネキサム酸がルーチンには入っていなかった（Transfus Med, 26：49-56, 2016）．2018年にATLSが第10版に改訂され，トラネキサム酸が推奨されるようになったので，これからは普及していくだろうね．

アメリカの小児病院であっても外傷小児患者にトラネキサム酸を使うのは稀なんだよねぇ．人気ないねぇ．

> 外傷患者にトラネキサム酸を
> - 1 g/10分（小児15 mg/kg）→続いて1 g/8時間（小児2 mg/kg/時で8時間）
> - 全外傷死亡予防効果のNNTは66.7
> - トラネキサム酸をどうせ使うならなるべく早く，せめて2時間以内をめざすべし
> - 15分遅れるとトラネキサム酸の効果は10％落ちてしまう

Check！文献

1) 朝倉英策，林 朋恵：抗線溶薬．血栓止血誌，20：285-288, 2009
   ↑研修医のための止血血栓の論文．わかりやすくポイントがまとめられている．

2) CRASH-2 trial collaborators, et al：Effects of tranexamic acid on death, vascular occlusive events, and blood transfusion in trauma patients with significant haemorrhage (CRASH-2)：a randomised, placebo-controlled trial. Lancet, 376：23-32, 2010
   ↑**必読文献**．重症外傷でのトラネキサム酸の投与が標準化するに至った論文．滅茶苦茶効くかっていうとボチボチなんだけどね．

3) Morrison JJ, et al：Military Application of Tranexamic Acid in Trauma Emergency Resuscitation (MATTERs) Study. Arch Surg, 147：113-119, 2012
   ↑これはCRASH-2試験の後にアフガニスタンの戦場におけるトラネキサム酸の効果を後ろ向きに検討したもの（MATTERs試験）．トラネキサム酸投与群は非投与群と比較して，死亡率低下（17.4％ vs 27.9％）しているものの，大量輸血療法の方が死亡率低下に寄与していた（14.4％ vs 28.1％）．

4) Morrison JJ, et al：Association of cryoprecipitate and tranexamic acid with improved survival following wartime injury：findings from the MATTERs II Study. JAMA Surg, 148：218-225, 2013
   ↑アメリカ，イギリスの外傷レジストリーを利用した後ろ向き研究（MATTERs II試験）．戦争負傷者に対するクリオプレシピテート，トラネキサム酸，プラセボの投与を比較したところ，トラネキサム酸とクリオプレシピテートの2剤投与群（死亡率11.6％）およびトラネキサム酸単独投与群（18.2％）の死亡率が低下したのに対して，クリオプレシピテート単独投与（21.4％）やプラセボ群（23.6％）では死亡率低下は認められなかった．やっぱりトラネキサム酸ってちょっといい感じ．

5) CRASH-2 collaborators, et al：The importance of early treatment with tranexamic acid in bleeding trauma patients：an exploratory analysis of the CRASH-2 randomised controlled trial. Lancet, 377：1096-1101, 2011
   ↑**必読文献**．CRASH-2試験のサブ解析．トラネキサム酸は3時間以内に投与しないと死亡率改善効果は期待できない．

6) Rossaint R, et al：The European guideline on management of major bleeding and coagulopathy following trauma：fourth edition. Crit Care, 20：100, 2016
   ↑ヨーロッパの外傷後出血ガイドラインでもトラネキサム酸の推奨度は高い．

7) Gayet-Ageron A, et al：Effect of treatment delay on the effectiveness and safety of antifibrinolytics in acute severe haemorrhage：a meta-analysis of individual patient-level data from 40 138 bleeding patients. Lancet, 391：125-132, 2018

　↑必読文献．全死亡（3,558人）のうち40％（1,408人）が出血に起因し，そのうち63％が12時間以内の死亡であった．トラネキサム酸の投与は出血による死亡率を低下させた（OR 1.20）．血栓形成疾患（心筋梗塞，脳梗塞，肺塞栓，下肢静脈血栓症）はトラネキサム酸を使用しても有意差なし．

8) Roberts I, et al：Effect of tranexamic acid on mortality in patients with traumatic bleeding：prespecified analysis of data from randomised controlled trial. BMJ, 345：e5839, 2012

　↑CRASH-2試験のサブ解析．軽症から重症までトラネキサム酸の効果を検討．死亡予測リスク（＜6％，6～20％，21～50％，＞50％）の各群すべてにおいて，トラネキサム酸投与による死亡率低下を認めた（17％，36％，30％，17％）．したがってトラネキサム酸は重症症例に限らず，全症例で使用することを推奨している．

9) Ker K, et al：Antifibrinolytic drugs for acute traumatic injury. Cochrane Database Syst Rev, 5：CD004896, 2015

　↑3つの研究をメタ解析したというものの，そのほとんどがCRASH-2試験のデータなので，小規模研究の影響は少ない．トラネキサム酸使用で，全死亡率低下が10％（RR0.90）．コクランといえど，1つの研究で左右されすぎるメタ解析って意味ないと思うよ．

10) Eckert MJ, et al：Tranexamic acid administration to pediatric trauma patients in a combat setting：the pediatric trauma and tranexamic acid study (PED-TRAX). J Trauma Acute Care Surg, 77：852-858, 2014

　↑PED-TRAX試験．766人の小児外傷患者（18歳以下）のうち66人しかトラネキサム酸の投与を受けていなかった．35％が24時間以内に輸血を受け，10％が大量輸血を受け，76％が手術を要した．トラネキサム酸投与群の方が重症度が高かったため，交絡因子を調整したところ，トラネキサム酸投与群の方が死亡率が低かった（OR 0.3）．退院時の神経予後もよく，人工呼吸使用日数も少なかった．血栓症合併は増えなかった．

11) Beno S, et al：Tranexamic acid in pediatric trauma：why not? Crit Care, 18：313-317, 2014

　↑小児外傷のトラネキサム酸に関するreview．

12) Nishijima DK, et al：Tranexamic Acid Use in United States Children's Hospitals. J Emerg Med, 50：868-874, 2016

　↑アメリカの36の小児病院で小児外傷に対するトラネキサム酸の使用を調査した論文．トラネキサム酸を使用した35,478人の小児のうち，外傷患者はたったの110人（0.31％）だけだった．なんとも人気がない…．

13) Ramirez RJ, et al：Tranexamic Acid Update in Trauma. Crit Care Clin, 33：85-99, 2017

　↑必読文献．よくまとまった外傷におけるトラネキサム酸のreview．

14) Khan M, et al：Severely Injured Trauma Patients With Admission Hyperfibrinolysis; Is There A Role Of Tranexemic Acid? Findings From The PROPPR Trial. J Trauma Acute Care Surg, doi：10.1097/TA.0000000000002022. [Epub ahead of print]

　↑トラネキサム酸使用の小規模スタディ．最初の6時間は確かにトラネキサム酸使用例の死亡率は低かったが，その後12時間後，24時間後，30時間後の死亡率に有意差なし．輸血量にも有意差なし．先進国ではトラネキサム酸の予後に与える影響はかなり低いのかも．

15) El-Menyar A, et al：Efficacy of prehospital administration of tranexamic acid in trauma patients：A meta-analysis of the randomized controlled trials. Am J Emerg Med, 36：1079-1087, 2018
↑病院前で外傷患者にトラネキサム酸を投与した2つの論文をメタ解析したもの．24時間後の死亡率低下傾向（OR 0.49：95％ CI, 0.28〜0.85），30日後死亡率低下（OR 0.86：95％ CI, 0.56〜1.32）であった．血栓性疾患合併は低下傾向（OR 0.74：95％ CI, 0.27〜2.07）と報告．ただし95％信頼区間は結構バラバラで，1をまたいでいたのでは，傾向があるとしか言えないから，このままでは鵜呑みにできないよねぇ．

研修医K
「もしかして来月は産後大出血のトラネキサム酸についてですか？」

いい勘してるねぇ…その通り．お楽しみに．

No way！アソー！モジモジ君の言い訳
〜そんな言い訳聞き苦しいよ！
No more excuse！No way！アソー（Ass hole）！

×「トラネキサム酸って，あぁそれ外傷Pan-scan CTしてからでいいっすか？」
→もうすでに出血しているのがわかってるなら，なるべく早くトラネキサム酸を投与すべし．15分遅れればその効果は10％落ちちゃうぞ．

×「トラネキサム酸は投与済みですよ」
→一発投与しただけじゃダメ．8時間かけて持続点滴のオーダーも入れておいてね．

×「あの研修医，トラネキサム酸投与忘れて，検査ばっかりしてたので怒っておきました」
→うぅ〜ん．先進国ではそれほど劇的にトラネキサム酸が予後を変えるわけではないから，研修医の人格を否定してまで怒る必要はまるっきりないよ．トラネキサム酸より，若手医師育ての方が大事なんだから．

×「はい，はい，おまじないですね」
→確かにおまじないほどの効果しかないかもしれないが，患者さんの前で大声で『おまじない』と言うのはいただけないなぁ．

林　寛之（Hiroyuki Hayashi）：福井大学医学部附属病院救急科・総合診療部

Post-CC OSCE, advance OSCEとも言われる試験がいよいよ来年2019年から開始される．多くの人手と信じられないくらいの部屋数，そしてビデオ機器，膨大な時間が必要になってくる．国民のために質を保証しないといけないと言っておきながら，実際に大学の実習では学生が壁の華になっているのでは，試験される学生がかわいそう．これからはどんどん研修医並みに動いて体で覚えてもらわないと，Post-CC OSCEは結構厄介ですぞ．これはむしろ教員の真剣さが試される試験だと思うけどなぁ．米国の最終学年は研修医と同じことをさせられて覚えていくわけだから，日本の医学生もどんどん診察させないと同じレベルにはならないよねぇ．ERアップデート in USJ募集中！

1986	自治医科大学卒業	日本救急医学会専門医・指導医
1991	トロント総合病院救急部臨床研修	日本プライマリ・ケア連合学会認定指導医
1993	福井県医務薬務課所属　僻地医療	日本外傷学会専門医
1997	福井県立病院ER	Licentiate of Medical Council of Canada
2011	現職	

★後期研修医大募集中！ 気軽に見学にどうぞ！ Facebook ⇒ 福井大学救急部・総合診療部

Book Information

改訂版 ステップビヨンドレジデント1 救急診療のキホン編 Part1

心肺蘇生や心電図、アルコール救急、
ポリファーマシーなどにモリモリ強くなる！

著／林　寛之

□ 定価（本体 4,500円＋税）　□ B5判　□ 400頁　□ ISBN 978-4-7581-1821-7

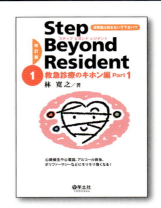

- 全面アップデート・大幅ボリュームアップで名著が帰ってきました！
- 救急診療でまずはじめに身につけたい技と知識を伝授！
- ワンランク上を目指すポストレジデント必携の一冊です！

お待たせしました！ 大ベストセラーの第1巻がついに改訂！

発行 羊土社

Book Information

いびき!? 眠気!? 睡眠時無呼吸症を疑ったら
周辺疾患も含めた、
検査、診断から治療法までの診療の実践

編集／宮崎泰成，秀島雅之（東京医科歯科大学快眠センター，快眠歯科外来）

☐ 定価（本体 4,200円＋税）　☐ A5判　☐ 269頁　☐ ISBN978-4-7581-1834-7

- 知名度が高い疾患のため，患者からの相談も増加中！
- しかし検査・治療は独特で，治療法により紹介先も異なります．
- 適切な診断，治療のため診療の全体像を具体的，簡潔に解説しました．

あまり知られていない，有名な疾患

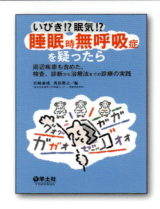

画像所見から絞り込む！ 頭部画像診断 やさしくスッキリ教えます

新刊

編集／山田　惠

☐ 定価（本体 4,600円＋税）　☐ B5判　☐ 295頁　☐ ISBN978-4-7581-1188-1

- 「異常所見，原因疾患は？」「鑑別の次の一手は？」どのように考え診断するか，画像所見ごとに実際の手順に沿って，基本から解説！
- 救急での必須事項がわかり，鑑別のフローチャートが現場ですぐ役立つ！

画像所見ごとの解説で，診断までの道筋が見えてくる！

画像診断に絶対強くなる ツボをおさえる！
診断力に差がつくとっておきの知識を集めました

著／扇　和之，東條慎次郎

☐ 定価（本体 3,600円＋税）　☐ A5判　☐ 159頁　☐ ISBN978-4-7581-1187-4

- 「ワンポイントレッスン」の扇先生が教える，画像診断の「ツボ」！
- 解剖，鑑別，画像の見方など画像診断がスムース・的確になる知識の要点だけをギュッと集めました

明日から役立つ！知っておきたい画像診断の基礎知識．

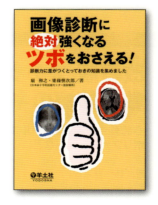

発行　羊土社 YODOSHA

〒101-0052　東京都千代田区神田小川町2-5-1　TEL 03(5282)1211　FAX 03(5282)1212
E-mail：eigyo@yodosha.co.jp
URL：www.yodosha.co.jp/

ご注文は最寄りの書店，または小社営業部まで

Book Information

Surviving ICUシリーズ
重症患者の治療の本質は栄養管理にあった！
きちんと学びたいエビデンスと実践法

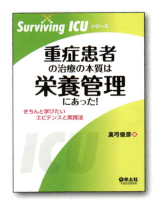

編集／真弓俊彦
- □ 定価（本体 4,600円＋税）　□ B5判　□ 294頁　□ ISBN978-4-7581-1202-4

- 重症患者の治療で迷う「どんな栄養素を，どのくらい，いつから投与するか？」を各国のガイドラインやエビデンスをふまえて具体的に解説！

栄養管理の考え方が変わると，治療がもっとうまくいく！

Gノート増刊 Vol.4 No.2
これが総合診療流！患者中心のリハビリテーション
全職種の能力を引き出し、患者さんのQOLを改善せよ！

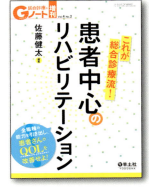

編集／佐藤健太
- □ 定価（本体 4,800円＋税）　□ B5判　□ 318頁　□ ISBN978-4-7581-2320-4

- 患者評価や処方箋の書き方，連携のヒントとなる他職種の声，疾患・場面別の対応など，専門外でも知っておくべきリハのすべてを集めました
- リハを専門職に任せきりにしないための考え方をシェアします！

総合診療とリハの融合で，患者さんのQOLはもっとよくなる！

Gノート別冊
小児科医 宮本先生、ちょっと教えてください！
教科書には載っていない、小児外来のコツ・保護者への伝え方

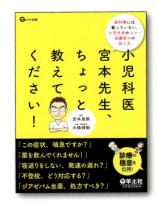

編著／宮本雄策　企画・編集協力／大橋博樹
- □ 定価（本体 3,600円＋税）　□ A5判　□ 199頁　□ ISBN978-4-7581-1831-6

- 熱性けいれん、喘息、便秘、発達の遅れ、薬を寝飲んでくれない、不登校などよくある疾患・相談に、もっと自信をもって対応できるよう解説．
- 小児科医×家庭医の会話形式で，診療の合間に楽しみながら気軽に読める！

小児外来の極意を伝授！保護者からの信頼度もアップ！

発行　羊土社 YODOSHA
〒101-0052　東京都千代田区神田小川町2-5-1　TEL 03(5282)1211　FAX 03(5282)1212
E-mail：eigyo@yodosha.co.jp
URL：www.yodosha.co.jp/

ご注文は最寄りの書店、または小社営業部まで

ドクターSの診療ファイル Part2
SDHから探る，患者に隠れた健康問題とは？

健康の社会的決定要因（SDH）の概念を駆使し，シャーロック・ホームズさながらの推理で診療を行うイケメン指導医『ドクター S』．今日も研修医とともに患者さんの健康問題を掘り下げて支援します！

シリーズ企画／柴田綾子

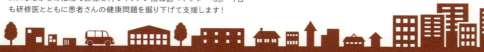

Case2　SDHから頭痛の原因を探る～救急外来編～

監修／藤原武男　　執筆／河野　圭

◆SDH（social determinant of health：健康の社会的決定要因）とは◆

人々の病気や健康に影響を与える社会的な要因全般をさす．疾患はライフコースにおける社会や家庭環境からも大きく影響を受けているといわれている．そのため，病歴聴取において人生の各場面でのSDHについて聞くことで問題解決へのヒントが得られることがある．

ある日の救急外来で…

研修医A：先生，頭痛を訴える患者さんが先ほど来院されました．とりあえず頭部CTを撮りたいのですが．

ドクターS：待った待った，どういった患者さんなの？

研修医A：若い女性で，以前から何度か頭痛があったそうです．徐々に増悪してきたため来院したとのことです．ご本人がCT検査をしてほしいっておっしゃっているので．

ドクターS：突然発症で強い頭痛の患者さんであったら，くも膜下出血や脳出血を疑って，CT検査が必要になるね．その他にも背景や随伴症状に応じて，椎骨脳底動脈解離，静脈洞血栓症や緑内障発作，巨細胞性動脈炎などが見逃してはいけない頭痛の疾患としてあげられるよ．けれど，もしそれらの可能性が低かったら，頭痛の原因は何があると思う？

研修医A：頭痛の原因？？　頻度が多いのは片頭痛だと思いますが…．

ドクターS：では片頭痛の原因は何だろう？

研修医A：片頭痛の原因？？　ってあったっけ？

Question　頭痛の患者さんの疾患鑑別のために考慮すべきSDHとは何でしょうか？

症例：38歳女性．普段から頭痛持ちであるが，今日は特にひどくて耐えられなかったため，救急車を要請した．

バイタルサイン：血圧117/70 mmHg，脈拍数66回/分，呼吸数15回/分，体温36.3℃，意識 GCS E4V5M6，SpO$_2$ 98 %（室内気）．

● 解説1 ▶▶▶ 頭痛と社会的要因

　頭痛は救急室で4〜5番目に多い主訴であり，成人の5人に1人が日常生活で頭痛に悩まされています[1]．頭痛の頻度は，失業者や年収350万円以下の世帯で多く，社会的要因が影響していると考えられています[1, 2]．生活や環境が影響を与える頭痛として，**緊張型頭痛，片頭痛，薬物乱用頭痛**などがあげられ，下記のようなリスク因子を患者さんの生活背景・社会背景から探りつつ，病歴聴取で拾い上げることが重要です．

- 緊張型頭痛：運動不足，姿勢，精神的ストレス・不安
- 片頭痛：家族歴，肥満，精神的ストレス，欠食，月経，不眠，カフェイン離脱，アルコール（赤ワインなど），天候変化，その人にとっての特定の食べ物（チョコレート，ココア，チーズ，ソーセージ・ベーコン，化学調味料など）
- 薬物乱用頭痛：NSAIDs，エルゴタミン，トリプタン，オピオイド

　症状や上記のリスク因子から頭痛の原因疾患の診断に至った際には，対処として，そのリスクを排除・軽減すること（原因の飲食を避ける，ストレスの軽減，ダイエット，服薬の減量・中止など）が必要になります．

● 解説2 ▶▶▶ 頭痛とリテラシー

　近年**ヘルスリテラシースキル***が，健康格差の重要な原因として広く認識されはじめています．Charlestonらは，"頭痛"にかかわる意思決定をするために，個人やコミュニティが情報やサービスにアクセスし，それらを理解，評価，使用するのに必要とされる個々人の特性と社会資源」を"**頭痛リテラシー**"として提案し，"頭痛リテラシー"に焦点を置いた治療をすることで，コミュニケーションの改善，頭痛薬乱用の減少，早期の安全な健康介入を行うための啓発と活用につながり，頭痛疾患の罹患低下や生活の質向上になるとしています[3]．片頭痛の患者さんへは"頭痛リテラシー"を念頭において本人の頭痛に関する知識，症状への対応，信条，文化，見識といった，個人的特性についても病歴聴取の流れのなかで聞いてみることで，治療へのヒントが得られる可能性があります（図）．

*ヘルスリテラシースキル
　健康にかかわる意思決定をするために，個人やコミュニティが情報やサービスにアクセスし，それらを理解，評価，使用するのに必要とされる個々人の特性と社会資源のこと（World Health Organization）．

患者さんのベッドサイドへ行き，再度診察へ…

ドクターS：はじめまして．田中さんはもともと頭痛をお持ちなんですよね．

田中さん：そうなんです．最近は特にひどくなることが多くて…．

ドクターS：**頭痛がひどくなるきっかけはありました？　例えばストレスとか．それに，よく眠れていますか？**

田中さん：そういえば仕事が辛くて転職を考えはじめてから，発作の頻度が多くなってきました．睡眠もあまりとれていません．家でもいろいろストレスが…．

ドクターS：それは大変ですね…．ところで，**普段からよく食べたり飲んだりするものはあり**

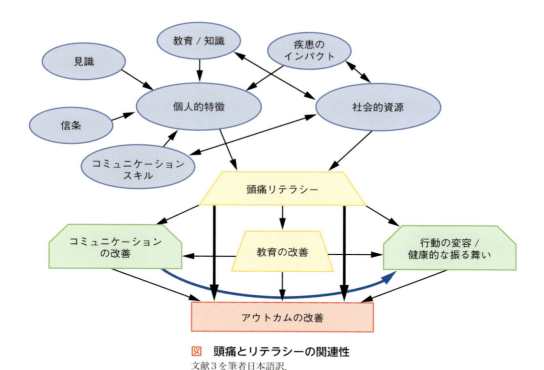

図　頭痛とリテラシーの関連性
文献3を筆者日本語訳．

　　　　ますか？ 例えば，チョコレートとか，コーヒーとか．
田中さん：仕事の合間にチョコレートは食べますし，コーヒーもよく飲みます．
ドクターS：なるほど．ずばり，田中さんは片頭痛ですね．
　　　　あと，**もしかして普段からよく痛み止めを飲まれていますか？** 例えば週に4回も5回も飲まれたり．
田中さん：言われてみれば…．そうです！！ 何でわかるんですか？
ドクターS：田中さん，きっと片頭痛だけでなく，痛み止めによる頭痛が合併している可能性が高いです．
田中さん：痛み止めで頭痛？？ はじめて聞きました．お医者さんに痛いときに飲みなさいと言われて出されていたので，そのたびに飲んでいました．
ドクターS：痛み止めを飲みすぎてむしろ頭痛になってしまう，**薬物乱用頭痛**という病気があるんです＊．片頭痛に薬物乱用頭痛が合併したのでしょう．
　　　　田中さんの頭痛の予防や治療は複雑になるので，頭痛の専門外来に紹介しましょう．お仕事やご家庭のストレスを減らすのはなかなか難しいでしょうから，それまではチョコレートやコーヒーなどリスクになりうるものを避けましょうか．**もしご迷惑でなければお仕事やご家庭のお話もお伺いしても大丈夫でしょうか？**
田中さん：わかりました，ありがとうございます．

＊薬物乱用頭痛
　鎮痛薬，トリプタン製剤などの過度の使用により生じる，月に15日以上の持続性の慢性的な頭痛のこと．

Answer 頭痛の患者さんの疾患鑑別のために考慮すべきSDHとは何でしょうか？

緊張型頭痛，片頭痛，薬物乱用頭痛を疑ったら，家庭・仕事・生活面でのストレスや悪化要因がないか聴取しましょう．頭痛リテラシー（疾患への理解度や対処法）についても確認しましょう．

こうしてみよう！

1. 頭痛に影響している生活面・社会面の要因を聞き出そう
2. 頭痛に対して，どのように対処しているかを聞いてみよう
3. 頭痛の「予防・継続的治療」について，救急室から考えよう

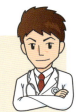

● 解説3 ▶▶▶ 片頭痛・薬物乱用頭痛と disposition

　正確な診断をつけて，帰宅か入院かを判断するだけでなく，帰宅・入院のどちらであったとしても適切なフォローアップの計画を行い，帰宅であれば専門科に紹介が必要なのか，かかりつけ医に戻すだけでよいのかを，患者さんに伝えることを"**disposition**"といいます．これは救急の現場で求められる重要な能力です．

　片頭痛は，認知機能の低下，心血管リスク（心筋梗塞，梗塞性脳卒中，出血性脳卒中，静脈血栓塞栓症，心房細動・心房粗動）になりうるという，複数の報告があります[4]．予防や治療により，そのリスクが軽減するかどうかはまだ十分にわかっておらず，今後の研究が期待されますが，救急の場で診断をできる限り正確に行い，SDHなど患者背景までを考慮した適切なフォローアップ計画を立てることで，頭痛での受診を減らし，患者さんの負担軽減や，医療資源の抑制を行うことができます．

　以上から緊急疾患の除外や対処療法だけに留まらず，**その場でできる患者教育を行いながら，適切な診療科につなげることも**，救急の現場では重要なスキルです．

● 解説4 ▶▶▶ 外国人などのマイノリティーにおける救急疾患とSDH

　外国人などのマイノリティーに関しては，医療機関へのアクセスのハードル，言語や文化の違いによる急病時の受診の遅れ，言語の違いによる入院中のケアや心理面のサポートの低下，保険やその後の生計を含む金銭面の問題など，さまざまなSDHが絡んでいます．本邦においては，自殺を除くすべての疾患で外国人の方が死亡率が高く，このような因子との関連が示唆されています[5]．

　筆者の周囲に外国人学生で，突然発症の頭痛と片側の麻痺により救急搬送となり，脳出血と診断され手術を受けた方がいました．毎年，健康診断で高血圧を指摘されていましたが，医療機関への受診につなげることができておらず，自身での生活習慣改善の努力にとどまっていたようです．救急要請を外国人の仲間に依頼しましたが，119を知るものが周囲におらず，搬送までに時間がかかりました．手術は無事成功し，一命は取り留めましたが，片麻痺や構音障害が残り，リハビリテーションが続けられています．その学生は奨学金を受けながら通学しており，そのお金で生計を立てつつ自国の家族を養っていますが，奨学金支給には年数の限度があるとのことです．国民健康保険に加入しているため，費用は3割負担ですが，

収入が限られているなかで，今回の入院費，今後のリハビリテーションなど，金銭面で非常に厳しい状況に置かれています．また金銭面に加えて，麻痺が残った場合の今後の生活や学業継続の可否に不安があるため，今後の在留資格なども不透明となったことで，抑うつ傾向にもなり，リハビリテーションへの意欲が下がってしまいました．日本語が喋れず，医療スタッフと十分にコミュニケーションがとれないため，心理面などもうまく表出できていないようです．

外国人診療の課題への対策として，**「言葉の支援」「医療制度の適切な活用」「法的支援」などの情報**が必要となります[5]．取り組みとしては医療通訳や無料低額診療などがあり，制度としても国籍や在留資格にかかわらず適用することができる制度（養育医療，育成医療，入院助産，母子手帳の交付，予防接種，3次救急医療機関未払い医療費補填事業など），もしくは適用されなければならない制度（感染症予防法による1類・2類感染症への医療費補助，精神保健法による措置入院，労働災害保険など）がありますが，十分に浸透しているとはいえず，医療従事者個々人，各医療機関，地域自治体，国，それぞれの単位での改善が必要とされます．

※企画者注：NHKの人気番組「総合診療医 ドクターG」からタイトルアイデアをいただきました．

引用文献

1) Burch R, et al：The Prevalence and Impact of Migraine and Severe Headache in the United States: Figures and Trends From Government Health Studies. Headache, 58：496-505, 2018
2) Stewart WF, et al：Migraine prevalence, socioeconomic status, and social causation. Neurology, 81：948-955, 2013
3) Charleston L 4th & Heisler M：Headache Literacy-A Definition and Theory to Help Improve Patient Outcomes of Diverse Populations and Ameliorate Headache and Headache Care Disparities. Headache, 56：1522-1526, 2016
4) Adelborg K, et al：Migraine and risk of cardiovascular diseases: Danish population based matched cohort study. BMJ, 360：k96, 2018
5) 沢田貴志：外国人と一緒に健康格差を埋めよう．治療，99：79-83, 2017

もっと勉強したい人へ

1)「国際頭痛分類 第3版 beta版」（日本頭痛学会・国際頭痛分類委員会/訳），医学書院，2014
2)「メキメキ上達する頭痛のみかた」（金城光代，他/監訳），メディカル・サイエンス・インターナショナル，2016
3)「神経症状の診かた・考えかた 第2版」（福武敏夫/著），医学書院，2017

筆者プロフィール

河野　圭（Kei Kawano）

長崎大学病院 感染制御教育センター 助教，日本赤十字社 長崎原爆病院 非常勤救急顧問
ひとこと：総合内科・内科救急医として県内外の診療支援・卒前卒後医学教育をしながら，大学病院を中心に地域の感染制御・抗菌薬適正使用支援・感染症コンサルタントを行っています．幅広い視点とジェネラルマインドで医療を行うことで，SDHと救急疾患のように一見関係がないような知識同士が相乗効果で診療の質を押し上げてくれるのを日々感じています．

企画者プロフィール

柴田綾子（Ayako Shibata）

淀川キリスト教病院 産婦人科
著書：「女性の救急外来 ただいま診断中！」 中外医学社，2017
ひとこと：救急外来を受診する頭痛の患者さんに対して，鑑別診断の問診に加えてSDHの問診を加えることで，病気の対処や予防に貢献できることがあります．今日からSDHの問診をはじめてみませんか？

監修者プロフィール

藤原武男（Takeo Fujiwara）

東京医科歯科大学 大学院医歯学総合研究科 国際健康推進医学分野 教授
略歴：東京医科歯科大学大学院，国立成育医療センターこころの診療部での研究の後，ハーバード大学公衆衛生大学院で社会疫学，ライフコース疫学の手法を学び，公衆衛生学修士号（Master of Public Health）を取得．ブリティッシュ・コロンビア大学小児科，国立保健医療科学院生涯保健部行動科学室長，国立研究開発法人国立成育医療研究センター研究所 社会医学研究部 部長，三重大学大学院医学系研究科連携教授（成育社会医学分野）を経て2016年4月より東京医科歯科大学大学院医歯学総合研究科 教授（国際健康推進医学分野）．
ひとこと：目の前にいる患者さんの病気の原因をミクロに探っていく視点も大事ですが，マクロに「上流の本当の原因」を探っていくことも重要です．なぜなら，目の前の患者さんのみならず，多くの方がその「上流の本当の原因」の影響で病気になっている可能性が高いからです．ぜひ皆さんもこうしたアプローチに関心をもっていただきたいと思います．

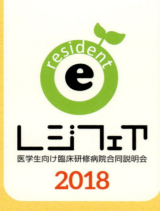
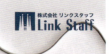

全国から厳選した
臨床研修病院が出展
キミにマッチする病院(ピース)を探そう！

2018年 eレジフェア開催予定

10/28(日) | 福岡開催
福岡国際会議場

指導医・研修医とじっくり話せるから、病院見学につながる情報を得られる！

あなたの未来を決める、一日にしよう。

eレジフェアサイトで出展病院の情報を徹底公開中。動画メッセージも！　　レジフェア [検索]

対岸の火事 他山の石
研修医が知って得する日常診療のツボ

中島 伸

他人の失敗を「対岸の火事」と笑い飛ばすもよし,「他山の石」と教訓にするのもよし.研修医時代は言うに及ばず,現在も臨床現場で悪戦苦闘している筆者が,自らの経験に基づいた日常診療のツボを語ります.

その206
外国人患者さんに対する診察のコツ 〜実践編〜

前回（2018年10月号）は「外国人患者さんに対する診察のコツ 〜原則編〜」というタイトルで,限られた英語力を使ってどのように頑張るかという方法を述べました.

そんな原稿を書いたとたん,本当に外国人の患者さんが総合診療科にやってきました.事前の情報によると,その患者さんは18歳の女性.シンガポールだったかマレーシアだったかから,日本に留学してきたそうです.使える言語は中国語と英語で,日本語はまだまだ駄目ということでした.ちょうどいい機会なので,早速,総合診療科をローテートしている2年目研修医にコールしました.

外国人患者さんがやってきた！

中島「初診の患者さんが来たでー」
研修医「わかりました.すぐ行きます」
中島「18歳,女性.発熱と咽頭痛や」
研修医「おお,まかせておいてください」
中島「東南アジアの人でな,中国語と英語しか通じへんらしいぞ」
研修医「ぐえっ！」

そんなやりとりの後で診察室にやってきた研修医.まずはGoogle翻訳のページを開きました.左側に日本語の文章を入力すると,右側に対応する英語が表示される仕組みです.こんな裏ワザがあるとは知りませんでした.

しかし実際の診察では,この研修医の先生は18歳の留学生2人を相手に悪戦苦闘.

研修医「抗菌薬は出さない」
患者 友人「？」
研修医「これはウイルス」
患者 友人「？？」

断片的な英語と支離滅裂な内容で,後ろで見ているこちらがハラハラします.

中島「おいおいおい.もうちょっと1つ1つ説明したれよ.話が飛躍しすぎてるぞ」
研修医「はい」
中島「まずは先生のつけたスコア（Centor criteria）の点数からやろ」
研修医「そうですね」

研修医の先生は,私との日本語の会話はもちろんOKなのですが,患者さん相手の英語の会話になると無茶苦茶モードになってしまいます.

研修医「スコアは1点！」
患者 友人「？？？」

たまりかねて横から口を出してしまいました.

中島「まずは,スコアがそもそも何かから説明したれよ」
研修医「はい」
中島「いいですか,皆さん.スコアは1点から4点まであります」
患者 友人「ああ,なるほど」
中島「いろいろな症状を確認して点数をつけていきます」
患者 友人「それは重症度を示すものですか？」
中島「そうではありません.これは感染が細菌性なのかウイルス性なのかを判別するための

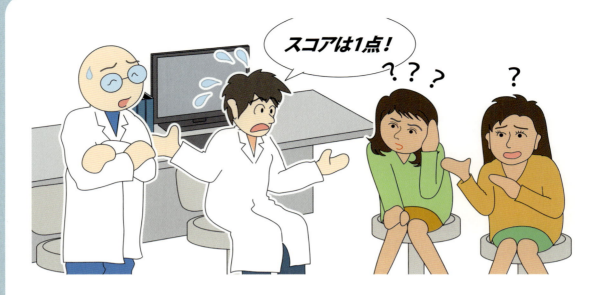

ものです．点数が低いほどウイルス性の確率が高く，点数が高いほど細菌性の確率が高いのです．先生，続きを頼むで」
研修医「スコアは1点！」
中島「おいおい，症状ごとに点数を説明したれよ」
研修医「まず…体温が38℃以上．1点！」
中島「その調子」
研修医「咳はない．0点！」
中島「そうそう」

ここまで来て，急に研修医がGoogle翻訳に何やら打ち込みはじめます．どうやら「白苔」に相当する英語がわからないようで，懸命に漢字で打ち込もうとしていました．

患者「英語にしなくても意味はわかるわ」
中島「そうか，漢字を見たらわかるから，入力の段階で見当がつくわけやな」
研修医「白苔なし，0点！」
中島「よっしゃ」
研修医「こ，これ何て言うんでしょうか？」

研修医が自分の頸を指して私に尋ねます．

中島「リンパ節腫脹のこと？」

研修医「そうそう，それです．リンパ節腫脹なし，0点！」

ようやく全項目を説明することができました．

研修医「合計1点！ウイルス性．抗菌薬は出さない」
患者「でも，昨日薬局で薬を買って飲んだのに全然効かないの．抗菌薬出してよ」
研修医「抗菌薬は要らない」
中島「もっと根拠を示しながら説明しろよ」
研修医「ええっと」

論理的な説明と患者さんの満足度

私の経験では，外国人の患者さんというのは，医師に論理的な説明を求めており，プロらしくその期待に応えてあげると満足度が高くなるような気がします．

中島「そもそもウイルスには抗菌薬は効きません」
患者 友人「へえ，そうなんですか」
中島「しかもウイルス性なのにうっかり抗菌薬を飲むと皮疹のような副作用が起こることがあります．なので私なら抗菌薬を処方しません」
研修医「私も記述しません」

対岸の火事 他山の石

中島 「記述（describe）って…それは処方（prescribe）のことか？」
研修医 「処方でした．すみません…」

　この頃になって，ようやく患者さんたちも安心した表情になってくれました．

研修医 「処方します，解熱薬」
患者 友人 「薬はどこで受けとれるの？」
研修医 「別の場所．病院の中，別の場所」
中島 「地図で示したらエエやんか」

　残念ながら病院案内図は日本語表記のみで，英語が書かれていませんでした．でも，患者さんたちはいち早く「薬局」という漢字を見つけて，「ここでもらったらいいのね！」と喜んでいました．

中島 「ホントは処方箋を受けとって，院外薬局で薬をもらうのだけど，それはややこしいからね．君たちは特別に院内で薬を受けとれるようにしておいたよ」
患者 友人 「まあ，ありがとう！」
中島 「どういたしまして．ところで何の勉強をしているの？」
患者 「ニホンゴ」

　ほとんど訛りのない日本語でした．あの英語での診察の苦労は何だったのか．以後は単なる日本語の会話になってしまいました．

中島 「う，うまい！日本に来てどのくらいになるのかな？」
患者 「サンカゲツ」
中島 「へえー！3カ月でこんなにうまくなるもんかね．君の方は？」
友人 「オナジ」
中島 「2人とも3カ月ってか！」

　すでに彼女たちの日本語の方が私の英語より上手じゃないかという気がします．とにかく，患者さんたちは「この病院に来てよかったわ！」と感謝しながら診察室をあとにしました．

英語学習のアクションを起こそう！

研修医 「ふーーーーーっ」
中島 「外国人相手の外来診療ってのはこんなもんや．疲れるやろ」
研修医 「疲れました．それに英語が難しいです」
中島 「とにかく勉強あるのみや．去年，研修医の○○先生も同じことを言うとったで．確か先生の同期やなかったかな，彼は」
研修医 「○○の奴，何て言ってましたか？」
中島 「英語の勉強を頑張るぞって」
研修医 「そうか！」
中島 「とはいえ僕の知るかぎり，1年近く何のアクションも起こしてへんみたいやけどな」
研修医 「ホンマですか」
中島 「そこが○○先生らしいともいえるな．でも先生は今日から何かをはじめるべきや．何かそんなコマーシャルがあったやろ」
研修医 「林修先生の『いつやるか，今でしょ』ってやつですね」
中島 「そや．林修先生は年収何千万円のうえに，奥さんが凄い美人らしいぞ」
研修医 「うおおおお，頑張ります！！」

　「奥さんが美人」というのが何にもまして，この研修医の心には響いたみたいです．動機はともかく，何事もまずはスタートするということが大切ですね．

最後に1句

外国人　英語の良し悪し　後回し
　　　　確かな説明　根拠と論理

中島　伸
（国立病院機構大阪医療センター脳神経外科・総合診療科）
著者自己紹介：1984年大阪大学卒業．
脳神経外科・総合診療科のほかに麻酔科，放射線科，救急などを経験しました．

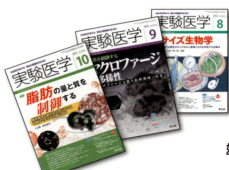

シリーズ
総合診療はおもしろい！
～若手医師・学生による活動レポート

監修：一般社団法人日本プライマリ・ケア連合学会
医学生・若手医師支援委員会
吉本　尚，杉谷真季，三浦太郎

vol.62　日本の家庭医がタンザニアに行ったら

弓野　綾〔公益社団法人 日本キリスト教海外医療協力会（JOCS）〕

皆さんこんにちは．私は2015年から3年間 JOCSというNGOに所属し，アフリカの東海岸にあるタンザニアという国の地方の病院と保健事務所で，医師として活動していました．JOCSはJapan Overseas Christian Medical Cooperative Serviceという団体名の頭文字をとった略称です．

タンザニアに派遣されるまで

私は大学卒業後，神奈川県川崎市で8年間家庭医をしていました．京浜工業地帯のなかにあるので，在日外国人の工場労働者や家族を診察する機会が多くありました．彼らが病気になる時，そこに深くかかわっている生活背景がもっと知りたくなり，フィリピンの方の多い教会で行われていた在日外国人健康相談に参加しました．私もキリスト教徒なので，そのつながりで，フィリピンのネグロス島の無医村の教会で行われる健康相談のボランティアに誘われました．活動内容は日本での仕事と似ていました．これをきっかけに，私は家庭医としてキリスト教団体で国際医療協力がしたいと思い，帰国後にJOCSに志願しました．2012年に家庭医療専門医取得後，2013年に2カ月間フィリピンへボランティアに行き，2014年に熱帯医学をタイで半年学び，2015年4月の派遣を迎えました．

派遣地の医療事情

2015年から，タンザニアの都市部から800km離れたタボラ州にある，JOCSの協力団体のタボラ大司教区保健事務所（TAHO）に派遣されました．タボラ州へは日本から飛行機を乗り継いで2日ほどかけて行きます．タボラ州は停電，断水も多く，また人口10万人当たりの医師の数は日本の100分の1

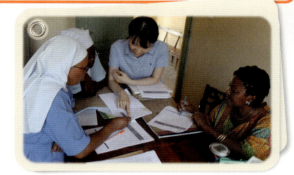

マラリアについての巡回視察（スーパービジョン）風景

程度で，タンザニア全26州で25番目の低水準です．

活動内容とやりがい

活動内容はTAHO傘下の聖アンナ・ミッション病院での診療と，TAHOの活動の支援でした．病院でよくある病気（マラリア，下痢症など）の診療を支援し，またタボラに慢性疾患（高血圧，糖尿病，心不全など）の患者さんが継続してよい治療を受けられる仕組みがなかったので，慢性疾患外来を立ち上げました．3年の間に，私の任期終了後も現地の医療スタッフが自力で外来を継続できるように仕組みを整えて，医療技術を伝えるよう努めました．TAHOでは，管轄する法人内の10の病院・診療所などの診療を改善するために，診療統計作成や，巡回視察，職員研修会の開催を支援しました．日本での家庭医としての学びは，科を問わずに患者さんの治療にかかわる時，病気の背景を地域の経済・文化・政治状況と関連付けて考える時，また慢性疾患外来の仕組みを現地スタッフと協力してつくり上げていく時に，活かすことができました．少しずつスタッフや患者さんの行動が変わり，タボラの医療状況の改善に多少なりとも貢献できたと感じた時，家庭医として国際協力に携わる喜びを感じました．

 本連載のバックナンバーをWEBでご覧いただけます
https://www.yodosha.co.jp/rnote/soushin/index.html

 初期研修医のための総合診療ポータルサイト
（日本プライマリ・ケア連合学会）
https://jpca-jrst.jimdo.com

各研究分野を完全網羅した最新レビュー集

実験医学増刊号

年8冊発行［B5判］
定価（本体5,400円＋税）

Vol.36 No.15（2018年9月発行）

動き始めた がんゲノム医療

深化と普及のための基礎研究課題

監修／中釜　斉　編集／油谷浩幸，石川俊平，竹内賢吾，間野博行

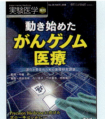

〈概論〉がんゲノム医療の可能性を切り拓く
　　　　基礎研究の深化への期待　　　　　　　　中釜　斉

1章　ゲノム医療の体制：現状と課題
〈1〉がんクリニカルシークエンスのプラットフォーム開発
　　　　　　　　　　　　　　　　　　　　　　　間野博行
〈2〉形態病理学と分子病理学の統合　　　　　　　竹内賢吾
〈3〉遺伝子パネル検査
　　　──意義付けの標準化やデータ利活用に向けて　河野隆志
〈4〉がんゲノム医療用知識データベース
　　　　　　　　　　　　鎌田真由美，中津井雅彦，奥野恭史
〈5〉知識統合に向けた意義不明変異の解釈　　　　高阪真路
〈6〉変異原・変異シグネチャーの理解からゲノム予防へ
　　　　　　　　　　　　　　　　　　　　　　　柴田龍弘
〈7〉ゲノム医療の経済評価における研究動向と課題
　　　　　　　　　　　　　　　　　　齋藤英子，片野田耕太

2章　actionable パスウェイ
〈1〉チロシンキナーゼの基礎研究がもたらした
　　　分子標的治療の現状と課題　　　　　　　　矢野聖二
〈2〉ゲノム異常がもたらす TGF-βシグナルの二面性と
　　　治療標的としての有用性　　　西田　純，江幡正悟，宮園浩平
〈3〉発がん性チロシンホスファターゼ SHP2　　　畠山昌則
〈4〉RAS/MAPK 系に対する治療開発と課題　　　　衣斐寛倫
〈5〉がんにおける PI3K/Akt/mTOR 経路の異常と
　　　それを標的とした治療法の開発　　　　　　旦　慎吾
〈6〉PARP阻害剤：がん治療における新しい合成致死
　　　アプローチ　　　　　　　　　　　　　　　三木義男
〈7〉がんにおけるエピジェネティクス異常　勝本拓夫，北林一生
〈8〉ユビキチン・プロテアソーム系（UPS）とがん治療戦略
　　　　　　　　　　　　　　　　　　　弓本佳苗，中山敬一
〈9〉がん代謝　　　　　　　　　　　　　　　　　曽我朋義
〈10〉がんゲノムからみた免疫チェックポイント異常
　　　　　　　　　　　　　　　　　　　斎藤優樹，片岡圭亮
〈11〉CAR-T 細胞療法開発の現況と将来展望
　　　　　　　　　　　　　　　　　　　森　純一，玉田耕治
〈12〉上皮間葉移行とがん幹細胞のシグナルパスウェイ
　　　　　　　　　　　　　　　　　　　西尾和人，坂井和子

3章　倫理・遺伝カウンセリング
〈1〉遺伝性腫瘍の遺伝カウンセリング　　　　大瀬戸久美子
〈2〉人を対象とする医学研究のインフォームド・コンセント
　　　──医学・生命科学の基礎研究で必要な手続きを中心に
　　　　　　　　　　　　　　　　　　　永井亜貴子，武藤香織
〈3〉人材育成　　　　　　　　　　　　　　　　　吉田輝彦
〈4〉がんゲノム医療におけるプライバシー保護
　　　　　　　　　　　　　　　　　　　森田瑞樹，荻島創一

4章　技術革新・創薬開発
〈1〉FFPE検体を用いた遺伝子パネル検査の限界と
　　　今後の方向性　　　西原広史，柳田絵美衣，松岡亮介
〈2〉ゲノム医療とクラウドの利用
　　　　　　　　　　　白石友一，岡田　愛，落合　展，千葉健一
〈3〉ゲノム医療におけるエピゲノム解析　　　　　油谷浩幸
〈4〉ゲノム医療における一細胞解析
　　　　　　　　　　　鹿島幸恵，鈴木絢子，関　真秀，鈴木　穣
〈5〉腫瘍環境の網羅的免疫ゲノム解析　　加藤洋人，石川俊平
〈6〉がんゲノム解析での長鎖シークエンサー活用法　森下真一
〈7〉臨床医から見た cfDNA の今とこれから
　　　　　　　　　　　　　　　　　　　清水　大，三森功士
〈8〉ゲノム医療のバイオインフォマティクス・パイプライン
　　　　　　　　　　　　　　　　　　　　　　　加藤　護
〈9〉ゲノム医療におけるビッグデータサイエンス　宮野　悟
〈10〉ゲノム医療における深層学習　　　河村大輔，石川俊平
〈11〉ゲノム医療における in vivo イメージング，
　　　分子イメージング　　　　　　　　柳下薫寛，濱田哲暢
〈12〉リアルワールドと in vitro をつなぐモデル系①
　　　ゲノム医療の時代の患者由来がんモデル　　近藤　格
〈13〉リアルワールドと in vitro をつなぐモデル系②
　　　患者由来がんオルガノイドによる
　　　表現型駆動のがんゲノム研究　　　利光孝太，佐藤俊朗
〈14〉リアルワールドと in vitro をつなぐモデル系③
　　　臨床応用を目的としたヒトがんを再現するマウスモデル
　　　　　　　　　　　　　　　　　　　　　　　大島正伸
〈15〉治療薬開発のためのがん遺伝子スクリーニング
　　　プログラム　　　　　　　　　　　　　　　土原一哉
〈16〉がんゲノムにおける国際連携体制の構築　　中川英刀

発行　羊土社 YODOSHA
〒101-0052　東京都千代田区神田小川町2-5-1　TEL 03(5282)1211　FAX 03(5282)1212
E-mail：eigyo@yodosha.co.jp
URL：www.yodosha.co.jp/

ご注文は最寄りの書店、または小社営業部まで

編集部レポート

平成30年度 全国栄養士大会

開催日：2018年7月28日（土）・29日（日）　会場：パシフィコ横浜 会議センター

　「全国栄養士大会」は，公益社団法人日本栄養士会（以下，日本栄養士会）が主催する大会であり，全国の管理栄養士・栄養士が一堂に会し，栄養に関する課題について議論し実践方法を共有することを目的に開催されている．今大会では，"栄養障害の二重負荷（Double burden of malnutrition）の解決を目指す"をテーマに30を超える講演が行われ，約1,700人の管理栄養士・栄養士が参加した．

● "栄養障害の二重負荷"とは

　戦後の栄養学は栄養失調の改善を目標に発展したが，現代は"メタボリックシンドローム（メタボ）"の概念に代表されるように過剰栄養が問題とされている．しかしながら，各年代の栄養状態を詳細に調査していくと，過剰栄養が問題となっているのは壮年期であり，若年女性や高齢者・傷病者においては低栄養が問題となっていることがわかっている．つまり，社会全体のなかで年代別に過剰栄養と低栄養が混在している一方，個人の人生のなかでも過剰栄養と低栄養が混在している．これが"栄養障害の二重負荷"とよばれる問題であり，現在，日本栄養士会がもっとも力を入れているテーマである．

　今大会の鼎談「栄養障害の二重負荷の解決をめざす」では，まずはじめに中村丁次先生（神奈川県立保健福祉大学学長・日本栄養士会会長），小松龍史先生（前日本栄養士会会長），阿部圭一先生（国立健康・栄養研究所理事兼所長）が，それぞれの立場で講演をされた．中村先生の講演では，健康寿命を延伸するために，疾病予防のメタボ対策から介護予防のフレイル対策へのギアチェンジが高齢者において必要であることが提示された．それを受け，小松先生からは成人期の肥満治療における急激な減量が除脂肪体重（筋肉や骨，内臓などの重量）の減少を引き起こし，高齢期のフレイルにつながる危険性が示された．また阿部先生からは，"痩せていると健康"という常識から脱却することと，メタボ対策からフレイル対策への切り替えのタイミングにおける個別栄養指導の重要性が解説された．これまでメタボ対策がメインであった国民の栄養対策において，大きな転換期が訪れていることが感じられる鼎談であった．

● 日本栄養士会の取り組み

　日本栄養士会では，栄養に関するさまざまな情報の発信を行っている．たとえば，栄養情報サイト「NU＋（ニュータス）」（https://www.nutas.jp）．栄養関連の記事はインターネット上にあふれているが，ここでは管理栄養士・栄養士の監修のもと丁寧に解説されているため，患者さん・ご家族へも安心して紹介できる．現在は特に妊娠・授乳期や子どもの食事の記事が充実しており，食物アレルギーの予防・対策において医師の方々にも活用いただけるサイトである．

　また，日本栄養士会では国民がより栄養に親しみをもつきっかけとなるように，8月4日を栄養の日，8月1～7日を栄養週間と定めている（栄養の日は"エイト"と"よん"をあわせて"えいよう"と読ませるゴロが由来）．2018年は「栄養ワンダー」とよばれるイベントを9月7日まで日本各地で開催し，料理教室や栄養講座，食品の試食を通じて，管理栄養士・栄養士とふれあい，質問できる機会を提供していた．また，全国栄養士大会でも糖尿病の重症化予防をテーマに市民公開講座を開催し，広く情報提供を行っていた．これらのイベントは食への関心を高めてほしい患者さんにおすすめできるものであるため，日々の診療にもご活用いただけるのではないかと思う．今後の日本栄養士会の活動にもぜひ注目してほしい．（編集部　関家麻奈未）

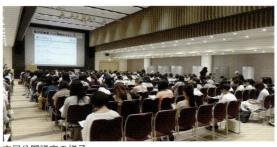

市民公開講座の様子

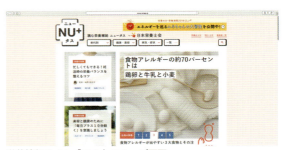

栄養情報サイト「NU+」のトップ画面

プライマリケアと救急を中心とした総合誌

レジデントノート Back Number

大好評発売中!

定価(本体2,000円+税)

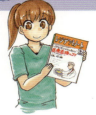

お買い忘れの号はありませんか?
すべての号がお役に立ちます!

2018年10月号(Vol.20 No.10)

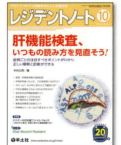

**肝機能検査、
いつもの読み方を
見直そう!**

症例ごとの注目すべき
ポイントがわかり、
正しい解釈と診断ができる

編集／木村公則

2018年9月号(Vol.20 No.9)

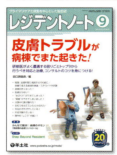

**皮膚トラブルが
病棟でまた起きた!**

研修医がよく遭遇する困りごとトップ9
から行うべき対応と治療、
コンサルトのコツを身につける!

編集／田口詩路麻

2018年8月号(Vol.20 No.7)

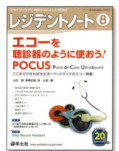

**エコーを
聴診器のように
使おう!
POCUS**

ここまでできれば大丈夫!
ベッドサイドのエコー検査

編集／山田 徹, 髙橋宏瑞, 南 太郎

2018年7月号(Vol.20 No.6)

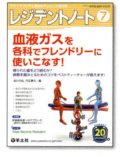

**血液ガスを
各科でフレンドリーに
使いこなす!**

得られた値をどう読むか?
病態を掴みとるためのコツを
ベストティーチャーが教えます!

編集／古川力丸, 丹正勝久

2018年6月号(Vol.20 No.4)

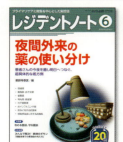

**夜間外来の
薬の使い分け**

患者さんの今夜を癒し明日へつなぐ、
超具体的な処方例

編集／薬師寺泰匡

2018年5月号(Vol.20 No.3)

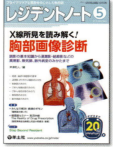

**X線所見を読み解く!
胸部画像診断**

読影の基本知識から
浸潤影・結節影などの異常影、
無気肺、肺外病変のみかたまで

編集／芦澤和人

Back Number

2018年4月号（Vol.20 No.1）

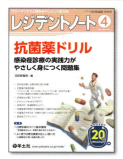

抗菌薬ドリル
感染症診療の実践力が
やさしく身につく問題集

編集／羽田野義郎

2018年3月号（Vol.19 No.18）

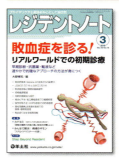

敗血症を診る！
リアルワールドでの
初期診療
早期診断・抗菌薬・輸液など
速やかで的確なアプローチの
方法が身につく

編集／大野博司

2018年2月号（Vol.19 No.16）

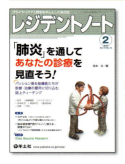

「肺炎」を通して
あなたの診療を
見直そう！
パッション漲る指導医たちが
診断・治療の要所に切り込む
誌上ティーチング

編集／坂本　壮

2018年1月号（Vol.19 No.15）

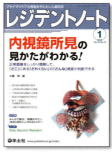

内視鏡所見の
見かたがわかる！
正常画像をしっかり理解して，
「どこ」にある「どれくらい」の
「どんな」病変か判断できる

編集／大圃　研

2017年12月号（Vol.19 No.13）

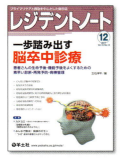

一歩踏み出す
脳卒中診療
患者さんの生命予後・機能予後を
よくするための素早い診断・
再発予防・病棟管理

編集／立石洋平

2017年11月号（Vol.19 No.12）

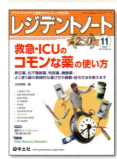

救急・ICUの
コモンな薬の使い方
昇圧薬，抗不整脈薬，利尿薬，
鎮静薬…よく使う薬の実践的な選び方
や調整・投与方法を教えます

編集／志馬伸朗

通巻250号

以前の号はレジデントノートHPにてご覧ください ▶ www.yodosha.co.jp/rnote/

バックナンバーのご購入は，今すぐ！

- お近くの書店で：レジデントノート取扱書店
  （小社ホームページをご覧ください）
- ホームページから
  www.yodosha.co.jp/
- 小社へ直接お申し込み
  TEL 03-5282-1211（営業）
  FAX 03-5282-1212

※ 年間定期購読もおすすめです！

レジデントノート 電子版バックナンバー

現在市販されていない号を含む，
レジデントノート月刊 既刊誌の
創刊号～2014年度発行号までを，
電子版（PDF）にて取り揃えております．

・購入後すぐに閲覧可能　・Windows/Macintosh/iOS/Android 対応

詳細はレジデントノートHPにてご覧ください

増刊 レジデントノート

1つのテーマをより広くより深く

☐ 年6冊発行　☐ B5判

Vol.20 No.11 増刊（2018年10月発行）
救急・ICUの頻用薬を使いこなせ！
薬の実践的な選び方や調整・投与方法がわかり、現場で迷わず処方できる
編集／志馬伸朗
☐ 定価（本体4,700円＋税）
☐ ISBN978-4-7581-1615-2

詳細は1991ページ

Vol.20 No.8 増刊（2018年8月発行）
COMMON DISEASE を制する！
「ちゃんと診る」ためのアプローチ
編集／上田剛士
☐ 定価（本体4,700円＋税）
☐ ISBN978-4-7581-1612-1

Vol.20 No.5 増刊（2018年6月発行）
循環器診療のギモン、百戦錬磨のエキスパートが答えます！
救急、病棟でのエビデンスに基づいた診断・治療・管理
編集／永井利幸
☐ 定価（本体4,700円＋税）
☐ ISBN978-4-7581-1609-1

Vol.20 No.2 増刊（2018年4月発行）
電解質異常の診かた・考え方・動き方
緊急性の判断からはじめる First Aid
編集／今井直彦
☐ 定価（本体4,700円＋税）
☐ ISBN978-4-7581-1606-0

Vol.19 No.17 増刊（2018年2月発行）
小児救急の基本
「子どもは苦手」を克服しよう！
熱が下がらない、頭をぶつけた、泣き止まない、保護者への説明どうする？など、あらゆる「困った」の答えがみつかる！
編集／鉄原健一
☐ 定価（本体4,700円＋税）
☐ ISBN978-4-7581-1603-9

Vol.19 No.14 増刊（2017年12月発行）
主治医力がさらにアップする！入院患者管理パーフェクト Part2
症候対応、手技・エコー、栄養・リハ、退院調整、病棟の仕事術など、超必須の31項目！
編集／石丸裕康，森川　暢
☐ 定価（本体4,700円＋税）
☐ ISBN978-4-7581-1597-1

Vol.19 No.11 増刊（2017年10月発行）
糖尿病薬・インスリン治療 知りたい、基本と使い分け
経口薬？インスリン？薬剤の特徴を掴み、血糖管理に強くなる！
編集／弘世貴久
☐ 定価（本体4,700円＋税）
☐ ISBN978-4-7581-1594-0

Vol.19 No.8 増刊（2017年8月発行）
いざというとき慌てない！マイナーエマージェンシー
歯が抜けた、ボタン電池を飲んだ、指輪が抜けない、ネコに咬まれたなど、急患の対応教えます！
編集／上山裕二
☐ 定価（本体4,700円＋税）
☐ ISBN978-4-7581-1591-9

Vol.19 No.5 増刊（2017年6月発行）
主訴から攻める！救急画像
内因性疾患から外傷まで、すばやく正しく、撮る・読む・動く！
編集／舩越　拓
☐ 定価（本体4,700円＋税）
☐ ISBN978-4-7581-1588-9

Vol.19 No.2 増刊（2017年4月発行）
診断力を超強化！症候からの内科診療
フローチャートで見える化した思考プロセスと治療方針
編集／徳田安春
☐ 定価（本体4,700円＋税）
☐ ISBN978-4-7581-1585-8

発行　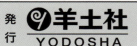 羊土社 YODOSHA

〒101-0052　東京都千代田区神田小川町2-5-1　TEL 03(5282)1211　FAX 03(5282)1212
E-mail：eigyo@yodosha.co.jp
URL：www.yodosha.co.jp

ご注文は最寄りの書店，または小社営業部まで

レジデントノート 次号12月号 予告
(Vol.20 No.13) 2018年12月1日発行

特 集

救急で慌てない！出血の診かた（仮題）

編集／安藤裕貴（一宮西病院 総合救急部 救急科）

「救急で診る出血」と聞いて皆さんが最初に思いつくのはどんな出血ですか？ それぞれの出血に適した対応をすばやく求められるというのは研修医の先生にとって不安要素が多いものなのではないでしょうか．12月号ではその不安を解消し救急での出血へ焦らず対処できるようになるためのバイタルサインの診かた，出血部位の推定・止血方法などをご解説いただきます．

【よく診る出血】
1）鼻出血 …………………………………………………………… 笠原大輔，西川佳友
2）喀血 ………………………………………………………………………… 松山 匡
3）吐血 ………………………………………………………………………… 松川展康
4）下血 ………………………………………………………………………… 島 惇
5）外傷性出血 ……………………………………………………………… 萩原康友

【出血関連で困ること】
6）不正性器出血 …………………………………………………………… 橋本悠平
7）抗血小板薬・抗凝固薬を内服している人の出血 ………………… 薬師寺泰匡
8）緊急！ 輸血の判断，注意点 ……………………………………… 坂本 壮
9）地味に困るが知っていると役に立つ出血への対応 ……………… 武部弘太郎

連 載

● よく使う日常治療薬の正しい使い方
　「広域抗菌薬の正しい使い方」（仮題）
　 …………… 藤友結実子，具 芳明（国立国際医療研究センター AMR臨床リファレンスセンター）

その他

● 「レジデントノート」へのご感想・ご意見・ご要望をお聞かせください！
読者の皆さまからのご意見を誌面に反映させ，より日常診療に役立つ誌面作りをしていきたいと存じております．小社ホームページにてアンケートを実施していますので，ぜひご意見をお寄せください．アンケートにお答え下さった方のなかから抽選でプレゼントも実施中です！

編集幹事（五十音順）

飯野靖彦	（日本医科大学名誉教授）
五十嵐徹也	（茨城県病院事業管理者）
坂本哲也	（帝京大学医学部 救命救急センター教授）
奈良信雄	（順天堂大学医学部 特任教授， 東京医科歯科大学 特任教授）
日比紀文	（学校法人 北里研究所 北里大学 大学院医療系研究科 特任教授）
山口哲生	（新宿海上ビル診療所）

編集委員（五十音順）

石丸裕康	（天理よろづ相談所病院 総合診療教育部・救急診療部）
一瀬直日	（赤穂市民病院 内科・在宅医療部）
大西弘高	（東京大学大学院医学系研究科 医学教育国際研究センター）
川島篤志	（市立福知山市民病院 研究研修センター・総合内科）
香坂 俊	（慶應義塾大学 循環器内科）
柴垣有吾	（聖マリアンナ医科大学病院 腎臓・高血圧内科）
畑 啓昭	（国立病院機構京都医療センター 外科）
林 寛之	（福井大学医学部附属病院 総合診療部）
堀之内秀仁	（国立がん研究センター中央病院 呼吸器内科）

レジデントノート購入のご案内

これからも臨床現場での「困った！」「知りたい！」に答えていきます！

年間定期購読（送料無料）

- 通常号（月刊2,000円×12冊）
  定価（本体24,000円＋税）
- 通常号＋増刊号
  （月刊2,000円×12冊＋増刊4,700円×6冊）
  定価（本体52,200円＋税）
- 通常号＋WEB版 ※1
  定価（本体27,600円＋税）
- 通常号＋WEB版 ※1 ＋増刊号
  定価（本体55,800円＋税）

便利でお得な年間定期購読をぜひご利用ください！
- ✓送料無料 ※2
- ✓最新号がすぐ届く！
- ✓お好きな号からはじめられる！
- ✓WEB版でより手軽に！

※1 WEB版は通常号のみのサービスとなります
※2 海外からのご購読は送料実費となります

下記でご購入いただけます
- ●お近くの書店で
  レジデントノート取扱書店（小社ホームページをご覧ください）
- ●ホームページから または 小社へ直接お申し込み
  www.yodosha.co.jp/
  TEL 03-5282-1211（営業） FAX 03-5282-1212

◆ 編集部より ◆

今月号の特集は『栄養療法』．ご覧いただいた先生のなかには、「指導医に教えてもらったオーダーをとりあえず出している」といった方もいらっしゃるかもしれません．多くの皆様が基本からわからないとお悩みのテーマですが、今月号では本当に大切な項目を厳選し、第一線でご活躍されている先生方にじっくりと丁寧にご解説いただきました．

紹介されている数々のエビデンス・根拠を通じて、自信を持って栄養療法を実践していただけましたら幸いです．

（伊藤）

レジデントノート

Vol. 20　No. 12　2018〔通巻268号〕
2018年11月1日発行　第20巻　第12号
ISBN978-4-7581-1616-9
定価　本体2,000円＋税（送料実費別途）
年間購読料
　24,000円＋税（通常号12冊，送料弊社負担）
　52,200円＋税（通常号12冊，増刊6冊，送料弊社負担）
郵便振替　00130-3-38674

© YODOSHA CO., LTD. 2018
Printed in Japan

発行人	一戸裕子
編集人	久本容子
副編集人	保坂早苗
編集スタッフ	田中桃子，遠藤圭介，清水智子 伊藤　駿，西條早絢
広告営業・販売	菅野英昭，加藤　愛，中村恭平
発行所	株式会社 羊　土　社 〒101-0052　東京都千代田区神田小川町2-5-1 TEL 03（5282）1211／FAX 03（5282）1212 E-mail eigyo@yodosha.co.jp URL www.yodosha.co.jp/
印刷所	株式会社 平河工業社
広告申込	羊土社営業部までお問い合わせ下さい．

本誌に掲載する著作物の複製権・上映権・譲渡権・公衆送信権（送信可能化権を含む）は（株）羊土社が保有します．
本誌を無断で複製する行為（コピー，スキャン，デジタルデータ化など）は，著作権法上での限られた例外（「私的使用のための複製」など）を除き禁じられています．研究活動，診療を含み業務上使用する目的で上記の行為を行うことは大学，病院，企業などにおける内部的な利用であっても，私的使用には該当せず，違法です．また私的使用のためであっても，代行業者等の第三者に依頼して上記の行為を行うことは違法となります．

JCOPY ＜（社）出版者著作権管理機構 委託出版物＞本誌の無断複写は著作権法上での例外を除き禁じられています．複写される場合は、そのつど事前に、（社）出版者著作権管理機構（TEL 03-3513-6969，FAX 03-3513-6979，e-mail：info@jcopy.or.jp）の許諾を得てください．

KTバランスチャート エッセンスノート

小山珠美 NPO法人 口から食べる幸せを守る会 理事長 ／ 前田圭介 愛知医科大学緩和ケアセンター 講師

食べる力を高めるための包括的評価がこれでできる！

KT（口から食べる）バランスチャート（KTBC）を用いた評価と支援のポイントをぎゅっと凝縮。評価基準となる13の視点それぞれについてイラストが加わり、視覚的な理解が深まります。加えて、第3章ではさまざまな事例を用いたワークシートを掲載。ケースに合わせた評価・アプローチを繰り返し学べます。はじめてKTBCを学ぶ方から、もう一度ポイントをおさえたい方まで、幅広い層におすすめしたい1冊。

目次
第1章　口から食べるための包括的評価
第2章　KTバランスチャートの評価基準と観察ポイント・支援スキル
第3章　事例をもとに考えてみよう　包括的評価とアプローチ
◆巻末付録
　KTバランスチャート（書き込み式）評価シートとレーダーチャート

●A5　頁144　2018年　定価：本体2,000円＋税　[ISBN978-4-260-03619-1]

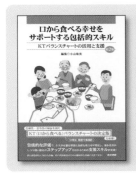

評価と支援のすべてがわかる！
口から食べる幸せをサポートする包括的スキル
KTバランスチャートの活用と支援（第2版）

【編集】小山珠美

「口から食べる」ために不足している部分を補い、強みや可能性を引き出すための包括的評価と支援スキルをあわせた「KT（口から食べる）バランスチャート」の信頼性・妥当性の検証を経た決定版・第2版。高次脳機能障害や認知機能が低下した人へのアプローチも含めた食事介助スキルも豊富な写真で解説。

●B5　頁208　2017年　定価：本体2,800円＋税　[ISBN978-4-260-03224-7]

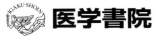

医学書院
〒113-8719　東京都文京区本郷1-28-23　[WEBサイト] http://www.igaku-shoin.co.jp
[販売・PR部] TEL:03-3817-5650　FAX:03-3815-7804　E-mail:sd@igaku-shoin.co.jp

新 小児薬用量
改訂第8版

東京大学医学部小児科教授
岡　明　編集
慶應義塾大学薬学部元教授
木津　純子

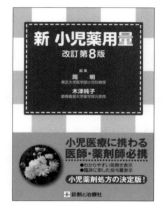

3年ごとに改訂される「小児薬用量」本の最新版．見やすい見開きの構成は旧版から引き継ぎつつ，今回の改訂では大幅にページ数を増加．舌下免疫療法薬を追加し，見返し付録に小児への薬の飲ませ方も掲載した．小児医療に関わる医師・薬剤師に使い込んでほしいポケットブックである．

□A6変型判　640頁
定価（本体3,200円＋税）
ISBN978-4-7878-2310-6

■目次

序
凡例
体重(kg)，体表面積(m2)，および用量
(成人量に対する%)の関係

1. 抗菌薬
2. 抗ウイルス薬
3. 抗真菌薬
4. 抗結核薬
5. 駆虫薬
6. 抗ヒスタミン薬
7. 鎮咳去痰薬
8. 解熱薬
9. 健胃消化薬
10. 止痢・整腸薬
11. 下剤・浣腸薬郎
12. 鎮吐薬
13. 消化性潰瘍薬
14. 肝胆膵疾患用薬
15. 気管支喘息治療薬
16. 抗アレルギー薬(1)
17. 抗アレルギー薬(2)
18. リウマチ・膠原病薬
19. 免疫抑制薬

20. 免疫グロブリン
21. 強心薬
22. 抗不整脈薬
23. 昇圧薬
24. 降圧薬
25. 血管拡張薬
26. 利尿薬
27. その他の心臓脈管薬
28. 呼吸促進薬
29. 救急蘇生薬
30. 抗血栓薬
31. 止血薬
32. 造血薬
33. 鎮静催眠薬
34. 抗てんかん薬
35. 自律神経薬
36. 中枢神経興奮薬・抗うつ薬など
37. 抗精神病薬・精神安定薬
38. 脳循環代謝改善薬・神経疾患治療薬
39. 鎮痛薬
40. 麻酔薬
41. 筋弛緩薬
42. ホルモン薬(1)（ペプチドホルモンなど）
43. ホルモン薬(2)（ステロイドホルモンなど）

44. 解毒薬・代謝系薬
45. 抗腫瘍薬
46. 新生児用薬
47. ビタミン
48. 輸液用電解質液（電解質補正薬を含む）
49. 内服用電解質液
50. 高カロリー輸液
51. 腹膜透析液
52. 漢方薬
53. トローチなど口腔用薬
54. 坐剤
55. 耳鼻咽喉科用薬
56. 眼科用薬
57. 軟膏・クリーム・外用薬
58. 造影剤
59. 負荷試験用薬
60. 特殊ミルク
61. ワクチン

索引
小児のALS
年齢別体重平均値/小児への薬の飲ませ方
元素の周期表
緊急薬早見表

 診断と治療社

〒100-0014　東京都千代田区永田町2-14-2山王グランドビル4F
電話 03(3580)2770　FAX 03(3580)2776
http://www.shindan.co.jp/
E-mail:eigyobu@shindan.co.jp

(18.04)

好評書のご案内

送料は実費にて申し受けます。

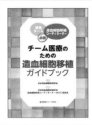

チーム医療のための造血細胞移植ガイドブック
－移植チーム・造血細胞移植コーディネーター必携－

日本造血細胞移植学会　監修
日本造血細胞移植学会
造血細胞移植コーディネーター（HCTC）委員会　編集

■B5判　340頁
定価
（本体4,200円＋税）
送料実費

- 全世界で毎年3万人以上の患者に行われる造血細胞移植。チーム医療の実現に必要な内容を、読者の経験や関心に合わせてどこからでも読み進めることができる、必携の入門書！

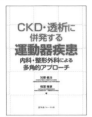

CKD・透析に併発する運動器疾患
～内科・整形外科による多角的アプローチ～

前 東京女子医科大学整形外科主任教授／河野臨牀医学研究所附属第三北品川病院名誉院長　加藤　義治
大阪市立大学大学院医学研究科代謝内分泌病態内科学・腎臓病態内科学教授　稲葉　雅章　編

■B5判　240頁
定価
（本体5,800円＋税）
送料実費

- CKD患者約1,330万人、透析患者32万人超。生命予後に影響する転倒・骨折に至る骨病変を見逃さないために！
- CKD-MBDの発症・進展メカニズムから、透析患者の骨折の特徴と手術手技まで、豊富な図表・写真でわかりやすく解説！
- 内科・整形外科が共有すべき知見を集約！CKD・透析患者の治療にあたるすべての医療者に役立つ一冊！

インフォームドコンセントのための図説シリーズ
胃がん　改訂3版

兵庫医科大学集学的腫瘍外科特任教授　笹子　三津留　編

■A4変型判　168頁
定価
（本体4,800円＋税）
送料実費

- 7年ぶりに改訂された日本胃癌学会の「胃癌取扱い規約」に基づく最新情報をとりこみ、図表や写真を交えてわかりやすく解説。
- 汎用治療から、新規抗がん薬を用いた薬物療法、治験まで、患者さんに選択肢を提供する内容も充実。
- とくに、手術や治療法、フォローアップは、患者さん目線でわかりやすい内容に！

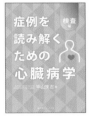

症例を読み解くための
心臓病学　検査編

日本大学医学部内科学系循環器内科学分野主任教授　平山　篤志　編

■B5判　296頁
定価
（本体7,200円＋税）
送料実費

- 最新の病態の解明と治療法の進歩に加え、問診からはじまり五感を使った身体所見の取り方まで、一つ一つの症例に真摯に向き合う大切さを追及した編者渾身の三部作。その第一弾がついに刊行！

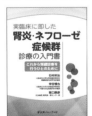

実臨床に即した腎炎・ネフローゼ症候群　診療の入門書
～これから腎臓診療をおこなうひとのために～

大阪市立大学大学院医学研究科腎臓病態内科学特任教授　石村　栄治
大阪市立大学大学院医学研究科代謝内分泌病態内科学講師　仲谷　慎也　著
住友病院副院長・腎センター長　阪口　勝彦

■B6変型判　128頁
定価
（本体1,800円＋税）
送料実費

- 好評の初版から3年、腎臓内科分野の進歩を取り入れ、新規エビデンス、診療ガイドラインに基づきつつ、「最初の一手」、「次の一手」のサポートが心強い、研修医必携の1冊！
- 豊富な臨床経験に匹敵する、最善のアウトカムを目指す意思決定と実践に！
- 診療方針の組み立てに、すぐに取り出して確認できるポケットサイズが便利。

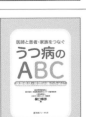

医師と患者・家族をつなぐ　うつ病のABC
～早期発見・早期治療のために～

国立研究開発法人国立精神・神経医療研究センター名誉理事長
一般社団法人日本うつ病センター理事長　樋口　輝彦　編

■B5判　148頁
定価
（本体3,400円＋税）
送料実費

- 早期発見・早期治療がカギとなる"うつ病"。日常診療において見逃されやすいこの疾患における現状と治療のポイント、家族・周囲が行うサポートについて幅広く解説！
- 基本的な情報から治療、再発防止やライフステージ別の特徴まで、うつ病に関して知っておきたい内容を、図表・イラストを用いて詳述。
- 早期発見・診断・治療をめざし、疾患に接する一般診療医と精神科医が連携を深めるための一助として、また、患者本人や家族、産業医などにも参考になる、役立つ一冊！

株式会社 医薬ジャーナル社

〒541-0047 大阪市中央区淡路町3丁目1番5号・淡路町ビル21　電話 06(6202)7280(代) FAX 06(6202)5295
〒101-0061 東京都千代田区神田三崎町2丁目7番6号・浅見ビル　電話 03(3265)7681(代) FAX 03(3265)8369

振替番号 00910-1-33353

http://www.iyaku-j.com/　書籍・雑誌バックナンバー検索、ご注文などはインターネットホームページからが便利です。

学術論文やガイドラインなどでは埋められない
ヒントやコツが満載!!

症例を通して学ぶ

年代別食物アレルギーのすべて

待望の 改訂2版

国立病院機構相模原病院臨床研究センター
副臨床研究センター長　**海老澤 元宏** 編

年代別に大きな変化や違いのある「食物アレルギー」．乳児期，幼児期，学童・思春期，成人期に分け"診療の手引き"や"ガイドライン"では埋められないヒントやコツを，多くの症例を通して学べる実践書．さらに一歩進んだ「食物アレルギー」の診療が可能に！

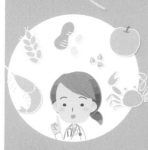

- 四六倍判 342頁　● 定価（本体5,000円＋税）
- ISBN 978-4-525-28482-4
- 2018年8月発行

詳しくはWebで

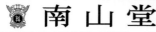
〒113-0034　東京都文京区湯島4-1-11
TEL 03-5689-7855　FAX 03-5689-7857（営業）
URL http://www.nanzando.com
E-mail eigyo_bu@nanzando.com

Book Information

OT症例レポート赤ペン添削 ビフォー&アフター

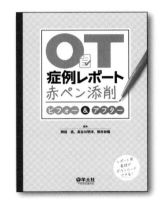

編集／岡田 岳,長谷川明洋,照井林陽
- 定価(本体 3,600円+税)　B5判　280頁　ISBN978-4-7581-0232-2

- 症例報告書で実習生が間違いやすい点を赤ペンで添削.
- 「なぜダメなのか」「どう書くべきなのか」を丁寧に解説.
- 指導のポイントがよくわかるので,スーパーバイザーにもオススメ!

作業療法学生は必携! 症例報告書の書き方を徹底指南!

薬局ですぐに役立つ 薬の比較と使い分け100

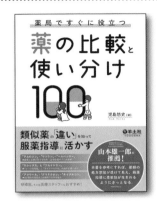

著／児島悠史
- 定価(本体 3,800円+税)　B5判　423頁　ISBN978-4-7581-0939-0

- 類似薬の違いについて,約730点の参考文献を明記して解説!
- 個々の薬の特徴やよく似た薬の違いがわかる!
- 患者に応じた薬の使い分けがわかり,服薬指導にも自信がつく!

薬剤師のほか,研修医,その他医療スタッフにもおすすめ!

レジデントノート増刊 Vol.20 No.8
COMMON DISEASEを制する!
「ちゃんと診る」ためのアプローチ

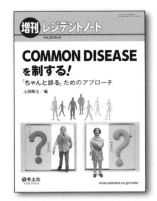

編集／上田剛士
- 定価(本体 4,700円+税)　B5判　253頁　ISBN978-4-7581-1612-1

- COMMON DISEASEを診る際,よく抱く疑問や生じる迷いをスッキリ解消!
- 対応やフォローにバリエーションが出がちな部分もクリアカットに解説!
- 研修医から一歩スキルアップするために必読の1冊!

COMMONだからこそ自信と根拠をもって診たい!

発行　羊土社 YODOSHA
〒101-0052　東京都千代田区神田小川町2-5-1　TEL 03(5282)1211　FAX 03(5282)1212
E-mail：eigyo@yodosha.co.jp
URL：www.yodosha.co.jp/

ご注文は最寄りの書店,または小社営業部まで

レジデントノート 11月号
掲載広告 INDEX

■ 企業

（株）油井コンサルティング ………… 表2	（株）リンクスタッフ ……………… 2132
第一三共（株） ……………………… 表3	医学書院…………………………… 後付1
トーアエイヨー（株） ………………… 表4	診断と治療社……………………… 後付2
（株）大塚製薬工場 ………………… 2026	医薬ジャーナル社………………… 後付3
メディカル・サイエンス・インターナショナル ………………………………… 2114	南山堂……………………………… 後付4

■ 病院

名瀬徳洲会病院…………………… 1976	慈泉会　相澤病院………………… 1985
宇治徳洲会病院…………………… 1978	野崎徳洲会病院附属研究所……… 1992
東京都福祉保健局保健政策部保健政策課 ………………………………… 1980	

◆ 広告掲載のご案内 ◆ 「レジデントノート」を製品広告の掲載，研修医募集にご利用下さい！

お陰様で大変多くの研修医・医学生の方にご愛読いただいている小誌は，製品紹介，人材募集のための媒体としても好評をいただいております．

　広告は，カラー・白黒・1/2ページ・1ページがございます．本誌前付・後付広告をご参照下さい．
　なお，本誌に出稿していただくと，サービスとして小社のメール配信（メディカル ON-LINE）やホームページにも広告内容を掲載しますのでさらに効果的です！

詳しくは下記までお気軽にお問合せ下さい

■ TEL　：03-5282-1211　■ FAX　：03-5282-1212
■ メール：ad-resi@yodosha.co.jp
■ 郵便　：〒101-0052 東京都千代田区神田小川町2-5-1
　　　　　株式会社 羊土社 営業部担当：菅野（かんの）